AF370842

QUE FAUT-IL MANGER ?

Dʳ F. X. GOURAUD

Ancien Chef de Laboratoire à la Faculté

QUE FAUT-IL MANGER ?

Manuel d'Alimentation rationnelle

Préface du Pʳ Armand GAUTIER

———

PARIS

JULES ROUSSET, ÉDITEUR

1, Rue Casimir Delavigne, 1

—

1910

INTRODUCTION

La vie, par tous les phénomènes physico-chimiques qui en sont la condition même, provoque dans tout l'organisme un mouvement incessant de désassimilation cellulaire. En vivant, la cellule s'use et se débarrasse d'un certain nombre de ses principes constitutifs, devenus impropres à son fonctionnement ; en vivant, la cellule brûle, et détruit à chaque instant des édifices organiques dont la combustion lui fournit la chaleur et l'énergie nécessaires. Usure et combustion, telles sont les origines des processus de désassimilation. Celle-ci doit de toute nécessité être compensée par un apport parallèle, par une assimilation correspondante. La vie est essentiellement caractérisée par ce double courant d'assimilation et de désassimilation ; l'équilibre organique est réalisé par la proportion qui s'établit de l'un à l'autre.

L'alimentation rend l'assimilation possible en lui apportant les matériaux sous une forme appropriée. Est aliment, toute substance que l'organisme est capable d'assimiler, d'utiliser soit pour reconstituer ses tissus, soit pour couvrir ses pertes en calorique. En s'en tenant à cette définition générale, l'oxygène est un aliment, le plus important de tous ; en pratique, on réserve ce nom aux seuls principes qui passent par le tube digestif.

La nourriture est donc la condition même de la vie de l'organisme, mais elle peut aussi devenir nuisible lorsqu'elle s'écarte de ses principes physiologiques. On sait depuis longtemps que dans toute maladie l'alimentation peut constituer une aide précieuse ou une ennemie redoutable. On sait mieux depuis quelques années que même chez l'homme bien portant, les habitudes alimentaires exercent sur la santé des races comme sur celle des individus une influence prépondérante, qu'un grand nombre de maladies reconnaissent à l'origine des fautes de régime, que l'alimentation rationnelle est une condition de la santé.

Dans les temps primitifs, l'instinct physiologique servait de guide dans le choix de la qualité et de la quantité des aliments. Il n'en est plus de même de nos jours ; la gourmandise individuelle encouragée par une cuisine compliquée et mal comprise, les exigences de la vie moderne, qui poussent l'homme à abuser des excitants, ont conduit à une alimentation antihygiénique, irritante et trop copieuse ; en même temps, l'accumulation dans les villes, la difficulté des approvisionnements. modifient les possibilités alimentaires dans un sens souvent néfaste.

De ces tendances funestes, chaque jour plus accentuées, est sortie la réaction actuelle, qui tend à redonner à tous une nourriture basée sur les principes de la physiologie, une alimentation vraiment rationnelle. Celle-ci peut être définie par les desiderata suivants : « L'alimentation rationnelle doit, tout en plaisant au goût, maintenir l'équilibre corporel, favoriser le jeu de tous nos organes, et réduire au minimum la fatigue qu'elle leur impose nécessairement ».

*
* *

Pour pouvoir en poser les bases, il faut avant tout connaître les besoins auxquels elle doit faire face pour maintenir l'équilibre corporel. Ceux-ci sont de deux sortes : principes fixes, matériaux de construction d'une part ; calories, matériaux de combustion d'autre part.

Les premiers sont faciles à préciser, puisque l'élimination rénale, intestinale, pulmonaire et cutanée en donne la juste mesure. C'est d'abord l'eau, dont nous excrétons plus de 2.100 centimètres cubes par jour ; puis l'azote, qui, soit sous forme d'urée, soit sous forme de corps puriques, d'acides animés, etc., atteint environ 15 gr., correspondant à près de 100 grammes d'albumine ; enfin les principes inorganiques : chlorure de sodium, 11 à 12 grammes, phosphates 4 à 5 grammes, unis soit aux alcalis; soit aux bases terreuses; sulfates, 3 à 4 grammes ; carbonates ; bases telles que la chaux, 0 gr. 50 ; la magnésie, 0.20 centigr. ; la soude 1 gr. 50 ; la potasse, 0 gr. 40 centigr. ; le fer, 0,02 à 0,01, et toute une série de corps à peine représentés, mais dont l'importance physiologique paraît considérable : iode, arsenic, manganèse, fluor, brome.

Au point de vue de l'eau ou de l'azote, la ration journalière est presque toujours largement suffisante ; pour ce dernier même, il est plus à craindre de pécher par excès, que par défaut. Pour les principes minéraux, il n'en est pas toujours de même, et nous aurons soin de donner la valeur minéralisante (1) de chaque aliment. Quant aux

---

(1) Cette valeur minéralisante est fonction non pas de la richesse en *sels*, mais de la richesse en *cendres*, obtenues par calcination. Parmi les sels, il en est en effet d'organiques qui sont brûlés en partie ; et d'autre part certains métalloïdes, chaux et magnésie se trouvent à l'état de combinaison lâche avec l'albumine. Les chiffres que nous donnerons pour chaque aliment répondront donc au poids des cendres après calcination totale.

corps rares, iode, arsenic, manganèse, etc., ils ne se trouvent que dans un petit nombre de substances, surtout végétales, et pour être sûre de nous les fournir, l'alimentation doit avant tout être variée.

Les besoins en énergie, en calories, ont été plus difficiles à calculer, et ont donné lieu à d'innombrables travaux. A l'heure actuelle la question paraît à peu près tranchée ; Pettenkoffer et Voigt dosant la ration d'une série d'individus bien portants en état d'équilibre, A. Gautier totalisant la consommation générale de Paris pendant les années 1890-1899, Atwater calculant directement dans sa chambre calorimétrique le nombre de calories émises en 24 heures par un homme en pleine santé, sont arrivés à des résultats à peu près concordants, et qui permettent de poser la conclusion suivante :

La ration moyenne de l'homme adulte dans nos pays est de 38 calories par kilogr. et par jour.

Depuis quelques années, des médecins (Pascault, Fauvel, Labbé), ont montré que la vie, et même une vie active était parfaitement compatible avec une ration notablement inférieure. Il nous semble que ces constatations, du plus haut intérêt pour la pathologie et dans tous les cas où il y a indication de restreindre le régime, comme par exemple chez les arthritiques, ne sont pas applicables dans le domaine de la physiologie, de la santé normale, et nous ajouterons simplement cette seconde conclusion à la première :

On peut au besoin, lorsque l'intérêt de la santé y invite, abaisser la ration à 30 calories et au dessous par kilogr. et par jour, pourvu que ce soit sous la surveillance du médecin.

Cette ration-type se trouve naturellement modifiée par une foule de circonstances ; elle est un peu plus faible pour les gros poids et les fortes tailles, et inversement ; beaucoup plus élevée chez l'enfant, elle doit être diminuée à partir de cinquante ans. Chez le malade, le chiffre de 25 à 30 calories, est largement suffisant, à moins d'indications spéciales comme dans la tuberculose. Pour toutes ces notions des plus importantes, nous renvoyons aux ouvrages spéciaux, et surtout au traité si complet du professeur A. Gautier (1), auquel nous avons fait d'ailleurs de fréquents emprunts.

Ces calories sont produites par la combustion des aliments, et il est relativement facile de passer de l'une à l'autre. Deux principes sont à retenir : 1º les aliments développent dans le corps humain exactement la même quantité de chaleur que dans

(1). L'alimentation et les régimes. « Armand Gautier ». — Paris, Masson.

le four à combustion du chimiste (1) ; 2° « l'entretien de la vie ne consomme aucune énergie qui lui soit propre » (Berthelot) ; toute l'énergie utilisée par l'organisme vivant est empruntée aux aliments ou aux tissus eux-mêmes.

Quant à la chaleur de combustion de chaque aliment le calcul en est simple. Les substances qui servent à notre nourriture sont constituées par quatre variétés de principes : les albuminoïdes, auxquels on ajoute par extension tous les corps azotés, les graisses, les hydrates de carbone, les corps inorganiques ou cendres ; ces derniers étant complètement oxydés n'ont aucune valeur calorigène ; les autres ont chacun leur coefficient spécial :

1 gr. d'albumine donne en brûlant   4 cal. 4
1 gr. do graisse   —   —   9 cal. 4
1 gr. d'hydrate de carbone   —   4 cal. 1

Connaissant donc la composition de chaque aliment, rien n'est facile comme de calculer le nombre de calories qu'il dégage.

Il faut pourtant ne pas oublier que dans ce que nous ingérons, une partie est perdue pour nous, et traverse l'intestin sans être absorbée ; nous avons tenu compte de ce facteur de non-absorption intestinale ; les chiffres que nous donnons pour

(1) A la condition toutefois que l'état final des résidus soit le même dans les deux cas.

chaque aliment se rapportent à ce qui franchit, non pas l'orifice buccal, mais la barrière intestinale, non pas aux substances *ingérées*, mais aux substances *digérées* et utilisées par l'organisme (1).

*
* *

Tels sont, rapidement indiqués, nos besoins en principes fixes et en énergie ; à cela se borneraient les préoccupations de l'hygiéniste, si le problème alimentaire ne se trouvait étrangement compliqué du fait d'un nouveau facteur, d'une importance primordiale, qui domine toute la physio-pathologie de la nutrition : *la répercussion alimentaire*.

Le corps humain est une machine si délicate, si sensible qu'elle réagit immédiatement et d'une façon spéciale à chaque substance qui pénètre dans le milieu intérieur. Tout aliment agit donc à sa façon sur toutes nos cellules et sur les organes qu'elles composent ; cette répercussion, même si elle est minime, même si elle échappe encore aux investigations des physiologistes, existe nécessairement ; et si l'on réfléchit que l'ingestion alimentaire se reproduit deux et trois fois par jour, on saisit facilement quelle influence prépondérante elle exerce sur le fonctionnement de nos organes.

(1) La chose a été possible grâce aux excellentes tables d'Alquier.

Cette répercussion des aliments peut être dissociée et considérée à trois points de vue différents : tout aliment doit être préparé, digéré, avant d'être utilisé par les cellules, et comme tel il possède une répercussion digestive ; tout aliment est une source d'énergie qui va imprimer une allure spéciale à la vie de toutes les cellules, et comme tel il possède une répercussion générale ; tout aliment laisse des déchets dont l'organisme doit se débarrasser, et comme tel il possède une répercussion éliminatoire.

La répercussion digestive est la plus évidente, la mieux connue : même les substances qui ne demandent aucun travail digestif, eau, sel, glucose, modifient par leur seule présence l'équilibre physique et chimique du tube gastro-intestinal ; la plupart des aliments doivent être digérés et possèdent un double coefficient d'excitation glandulaire d'une part, musculaire d'autre part ; de l'équilibre qui s'établit entre ces stimulations, dont les unes sont fortes et les autres faibles, résulte le fonctionnemant harmonieux et normal du tube digestif : sécrétions et péristaltisme.

La répercussion générale est sensiblement plus complexe et comporte plus d'inconnu. Les principes alimentaires ont d'abord une action d'ensemble sur le mouvement nutritif de l'organisme entier. Comme l'a très bien dit Pascault (1), « la vie naît de l'excitation et s'entretient aussi par elle. La cellule vivante ne passe du repos à l'activité qu'à la condition d'y être sollicitée par une excitation venue de l'intérieur. ». De ces excitations que nous puisons dans le milieu ambiant, la majeure partie vient de ce que nous ingérons : parmi les aliments, les uns se montrent fortement excitants, accélérant la nutrition, augmentant les dépenses, nous faisant vivre double ; les autres sont des excitants modérés qui restreignent la consommation et l'usure cellulaires, et nous permettent de vivre à peu de frais ; les uns, comme les autres, sont utiles, à condition qu'ils se compensent, qu'ils se fassent équilibre pour maintenir le taux nutritif à un niveau physiologique.

En dehors de cette action générale qui s'adresse plutôt à la cellule en tant qu'individualité, l'aliment exerce une répercussion plus spécialisée sur chaque organe, sur chaque fonction ; certaines sont bien connues : action du bouillon sur le cœur, du café sur le travail cérébral, du sucre sur le foie ; beaucoup sont encore mal précisées, et sous ce rapport si important, la physiologie alimentaire a encore beaucoup à faire.

Enfin, la combustion de chaque aliment laisse

(1) Pascault, L'arthritisme par suralimentation.

des déchets : eau, acide carbonique, sels inorganiques, urée, acide urique, etc., qui doivent être éliminées au fur et à mesure ; à part l'acide carbonique qui prend presque uniquement la voie pulmonaire, les autres déchets empruntent surtout la voie rénale, quelques-uns la voie intestinale, exceptionnellement la voie cutanée ; autant d'actions diverses intervenant dans le fonctionnement des organes correspondants.

Une étude rapide des albuminoïdes, des corps gras, des hydrocarbonés, rendra ces notions plus faciles à saisir.

Les corps azotés apportent aux organes digestifs une excitation intense, aussi bien glandulaire que musculaire, mais cette action est courte et ne dure pas ; les graisses tempèrent, au contraire, par leur action ralentissante, l'excitation due aux précédents ; les hydrates de carbone fatiguent peu l'estomac, et sont surtout des aliments de digestion intestinale ; ils répartissent et prolongent le tonus digestif, facilitent la résorption de l'albumine et des graisses.

La répercussion générale n'est pas moins différente ; l'azote est là encore excitant, il augmente les dépenses et les pertes de l'organisme ; la graisse exerce une action d'épargne qui diminue la désassimilation et surtout la désassimilation azotée ; cette action d'épargne est encore plus accentuée avec les hydrocarbonés, et s'adresse à la fois à l'albumine et à la graisse.

L'opposition est encore plus forte au point de vue rénal, puisque les corps ternaires ne laissent par leur combustion complète que de l'eau et de l'acide carbonique, tandis que les déchets azotés intéressent uniquement la glande rénale qu'ils fatiguent souvent.

On comprend ainsi quel intérêt il y a à maintenir ces trois principes dans une judicieuse proportion, condition nécessaire du fonctionnement physiologique. Cette proportion a été calculée d'une façon toute expérimentale ; pour l'homme adulte :

L'albumine doit représenter 18,1 pour 100.
La graisse — — 10,4 —
Les hydrocarbonés — 71,5 —

En tenant compte du coefficient isodynamique et du besoin total en calories, nous arrivons à la composition suivante pour la ration journalière d'un homme de 65 kilogr. :

ALBUMINE............ .... 96 gr.
GRAISSES .... 55 gr.
HYDRATES DE CARBONE................. 379 gr.

*
* *

Ces répercussions alimentaires constituent le fait
saillant du problème qui nous occupe ; elles décident en dernier ressort, pour savoir si l'alimentation est hygiénique et rationnelle, c'est-à-dire, si
tout en couvrant les besoins journaliers, elle favorise le jeu de nos organes et ne leur impose que le
minimum de fatigue. Les recherches, si nombreuses
à notre époque, sur cette partie de la science
médicale, tendent pour la plupart à les préciser
davantage. Elles tiendront naturellement une place
prépondérante dans ce livre, dont le but est de
fixer, autant qu'il est possible, l'avantage ou l'inconvénient de tout ce qui paraît sur notre table.

Nous n'ignorons pas que l'homme bien portant
ne prend que peu de souci de ce qu'il mange ; nous
estimons, d'ailleurs, qu'il peut et doit manger de
tout, et que sa nourriture est bien comprise, lorsque tout en restant dans les limites et les proportions que nous venons de fixer, elle comporte une
variété suffisante, lorsqu'aucun aliment n'y prend
une place par trop importante. Chemin faisant,
nous signalerons pourtant certaines particularités utiles à connaître pour rendre la nourriture
plus adéquate aux nécessités de chacun.

Mais c'est évidemment dans l'état de maladie que le médecin ne doit jamais perdre de vue l'importance majeure de la diététique, et plus spécialement des répercussions alimentaires. Les troubles fonctionnels, qui, plus encore que la lésion anatomique, créent l'entité pathologique, entraînent avec eux une sélection nécessaire dans la nature et la quantité des aliments ; sont interdits tous ceux qui viendraient ajouter leur action à celle de l'agent morbide ; sont recommandés tous ceux qui se montrent capable de la neutraliser ou de l'atténuer. Bien plus, il est des maladies, dont les fautes de régime sont la cause unique ou principale : elles doivent être combattues avant tout par le régime.

Cette partie essentielle de la thérapeutique est vaste et complexe. Pour en faciliter l'étude, nous passerons en revue tous les aliments, comme dans une sorte de dictionnaire, nous efforçant de préciser pour chacun d'eux indications et contre-incations. Nous ferons précéder celles-ci de la composition chimique, de la valeur alimentaire, et surtout des répercussions qui les expliquent et les justifient.

Nous nous excusons à l'avance des répétitions que le lecteur pourra trouver en maints endroits : elles nous ont semblé utiles pour rendre le livre plus maniable et plus facile à consulter.

VIANDE

VIANDE DE BOUCHERIE

La viande, constituée par la chair musculaire des vertébrés, a formé presque de tout temps une partie notable de l'alimentation humaine. De nos jours et dans notre pays, sous l'influence de l'augmentation du bien-être et de la facilité des échanges, sa consommation s'est accrue dans des proportions inquiétantes : tandis qu'elle entrait d'une façon régulière dans la nourriture de l'ouvrier et du paysan, elle prenait sur la table du riche une importance exagérée. De 1852 à 1900, la consommation par an et par tête a passé de 20 kilogr. à 38 hilogr. Cette augmenttation, qui témoigne d'un accroissement de richesse, n'est peut-être pas aussi heureuse au point de vue hygiénique. L'alimentation carnée rencontre des adversaires chaque jour plus nombreux, et il n'est pas d'aliment qui soulève des problèmes plus variés et plus intéressants.

Nous les étudierons à propos de la viande de bœuf, qu'on peut prendre comme type des substances carnées. Pour toutes les autres, nous ne ferons que signaler les particularités qui les distinguent de la précédente.

*
* *

VIANDE DE BŒUF

Albumine......... 18
Graisse 14   Chlorures (en Cl.). 0,06
Hydrocarbonés... 0   Purines............ 0,19 1)
Cendres........... 0.72

Calories utilisables : 220

COMPOSITION ET VALEUR ALIMENTAIRE

Ce qui caractérise essentiellement la viande, c'est sa richesse en *azote* ; elle n'est à ce point de vue dépassée que par le fromage. La proportion d'azote varie d'ailleurs notablement suivant l'animal, et suivant le morceau. Plus l'animal est gras, plus l'azote diminue. Le paleron est parmi les parties les plus pauvres ; l'épaule, l'aloyau, le gîte

(1) Les purines (corps puriques) seront toujours exprimées en acide urique.

à la noix parmi les plus riches. Aussi le chiffre que nous donnons plus haut ne représente-t-il qu'une moyenne. Cet azote est formé d'une part, par des albumines : myosine, myostroïne, myoalbumine, et d'autre part, par des substances extractives de la famille des corps xanthiques.

Ces *corps xanthiques ou puriques*, peu abondants quantitativement, sont très importants qualitativement, à ce point que pour certains malades les aliments peuvent être divisés en deux classes : aliments contenant des bases xanthiques, aliments n'en contenant pas. Aussi croyons-nous utile d'en dire quelques mots.

On désigne sous le nom de corps ou bases xanthiques, de corps ou bases puriques une série de substances qui ont pour caractère commun de provenir des nucléines, et de posséder le noyau purique (Fischer). Ces substances sont surtout la guanine, l'adénine l'hypoxanthine, la xanthine, l'acide urique. Par oxydation, la guanine donne la xanthine, et celle-ci l'acide urique ; de même par oxydation l'adénine donne l'hypoxanthine, celle-ci la xanthine, et cette dernière l'acide urique. L'acide urique provient donc uniquement de l'oxydation des bases xanthiques, qui l'accompagnent en petite quantité dans l'urine. Quant aux bases xanthiques, leur filiation avec les nucléines est schématisée dans le tableau suivant :

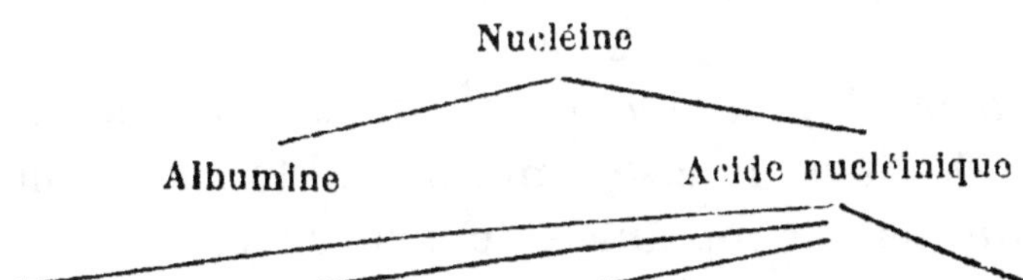

Des travaux récents ont montré que les purines urinaires reconnaissent une double origine : purines endogènes provenant de la désassimilation des nucléines de l'organisme, et dont le taux, variable d un individu à l'autre, est assez fixe pour un même individu ; purines exogènes, d'origine alimentaire, très variables suivant les régimes et pouvant être amenées à zéro par un régime privé de tout corps xanthique.

L'azote de la viande comprend encore des substances collagènes (membranes), que la coction transforme en gélatine.

La *graisse* varie en sens inverse de l'albumine, mais dans une proportion encore plus forte, puisqu'elle peut aller du simple au triple ; elle contribue beaucoup à donner à la viande son goût et sa saveur.

Les *hydrates de carbone* sont absents ou représentés seulement par des traces de glycogène.

Les *principes minéraux* sont relativement peu abondants ; la viande n'est pas un aliment minéralisant. Signalons la rareté du chlorure de sodium qui permet de la comprendre dans le régime déchloruré, et l'abondance des phosphates, qui explique les phosphaturies par abus d'aliments carnés ; ces phosphates sont plus acides que basiques ; la viande est un puissant facteur d'*hyperacidité humorale*.

La *valeur alimentaire*, qui suit surtout les fluctuations de la graisse, est plutôt faible ; la viande vient non seulement après le beurre et le sucre, mais après le pain, le riz, les légumineuses. Bien plus, ses calories proviennent presque pour moitié de l'albumine qui se montre très inférieure comme producteur d'énergie. Si l'on joint à cela le prix de revient très élevé de la chair musculaire, l'on ne peut que déplorer le préjugé qui fait de la viande l'aliment par excellence. Son seul mérite, au point de vue alimentaire, est de fournir sous un petit volume une forte quantité d'azote très assimilable.

*
* *

PRÉPARATIONS ET MODES D'EMPLOI

Très vite, l'homme a pris l'habitude de cuire la viande; la *viande crue* n'a plus constitué qu'une sorte de médicament plus ou moins acceptable suivant les malades. Les beaux travaux de Richet sur son efficacité contre la tuberculose lui ont pourtant donné un regain d'importance.

Elle est préparée de la façon suivante. On choisit un morceau bien frais, et autant que possible, sans tendons : on le râcle avec un couteau qui détache la pulpe, et celle-ci est roulée en boulettes que le malade avale sans mâcher, soit dans un bouillon bien chaud, soit recouvertes de sucre en poudre.

A part cette exception, la chair musculaire subit toujours l'action du feu qui en développe la sapidité ; elle est ainsi un peu moins digeste, mais excite davantage la sécrétion gastrique, et se montre sensiblement plus reconstituante. (Richet).

Les modes de préparation qu'elle subit en modifient les qualités physico-chimiques dans un sens plus ou moins favorable.

Bouillie, la viande cède à l'eau qui va former le bouillon, une petite quantité d'albumine, 7 pour 100 en moyenne, beaucoup de graisse, 20 p. 100, dont une bonne partie est malheureusement perdue, quand on écume le bouillon, et beaucoup de sels minéraux, 35 pour 100. La valeur nutritive de la viande serait donc très diminuée, si elle ne subissait en même temps une concentration de près de 40 pour 100, ce qui maintient presque au même niveau le taux nutritif. La viande bouillie est plus azotée, mais dégraissée, déminéralisée, plus fade et souvent plus lourde à l'estomac. Ajoutons que, si la cuisinière sale le bouillon, une forte partie des chlorures passent dans la viande qui devient alors nettement chlorurée.

Dans la viande rôtie, il se forme à la surface une croûte qui diminue beaucoup les pertes ; c'est ainsi qu'une cuisson modérée n'amène qu'une perte de 10 à 12 p. 100 d'eau, 2 à 3 p. 100 d'azote, 10 à 12 p. 100 de substances minérales ; la graisse fait exception ; aucun procédé n'amène une plus plus forte déperdition en corps gras, puisque la moyenne est de 35 p. 100: Il s'ensuit une diminution parallèle de la valeur nutritive ; mais en revanche, le développement des arômes atteint son maximum et fait de la viande rôtie la plus sapide, la plus excitante pour l'estomac.

La viande *sautée*, cuite à la poèle dans un milieu gras, subit une assez forte concentration par évaporation, ne perd que peu d'azote et de minéraux, 2 à 3 pour 100, mais se sature presque de graisse aux dépens du milieu ambiant ; elle est par suite plus nourrissante, mais aussi plus lourde et moins digeste.

En dehors de ces modes de préparation, les différentes sauces viennent encore changer la valeur nutritive et la digestibilité de la viande. D'une façon générale, toutes les sauces contenant du beurre ou de la graisse chaudes, tous les roux, ragoûts, etc., sont mauvais ; les sauces blanches, sauces piquantes, se rangent souvent dans la même catégorie. Au contraire, la viande cuite dans son jus suivant la vieille coutume d'autrefois, les braisés les bœufs à la mode sont des aliments bons pour l'estomac, hygiéniques d'une façon générale; la viande qui n'a perdu aucun principe nutritif, reste suffisamment sapide, sans devenir assez excitante pour pousser aux abus alimentaires.

Une pratique des plus justifiées, assez générale à l'étranger, et trop peu répandue en France, consiste à servir les plats de viande garnis, soit de légumes verts, soit mieux encore de pommes de terre, de pâtes, ou de féculents ; on ajoute ainsi à la viande les hydro-carbonés qui lui manquent, on dispose d'un aliment plus varié et plus complet, et l'on ne se trouve pas poussé à cet abus du pain si fréquent chez les Français.

***

RÉPERCUSSIONS

a). Digestive. La viande est essentiellement un excitant de la sécrétion gastrique, le plus excitant de tous les aliments. Elle possède une action psychique par son odeur et ses arômes, et une **action chimique** par ses principes extractifs (Pawlow). Nous venons de voir que le mode de préparation exerce une grosse influence sur l'excitation produite.

Il en est de même pour la durée de séjour dans l'estomac, celui-ci augmentant avec le degré de cuisson ; d'une façon générale, ce temps de séjour est assez élevé, par suite de la texture serrée de la viande ; une tranche de bœuf rôtie ne quitte guère l'estomac qu'au bout de 3 à 4 heures.

L'intestin reçoit lui aussi une stimulation accentuée qui s'étend au pancréas et au foie, et qui par le tonus intestinal retentit sur le tonus général ; cette stimulation dure peu, et à la phase d'excitation succède bientôt une phase de dépression d'autant plus nette que la première a été plus forte, d'autant plus complète, que la viande ne laisse presque aucun résidu ; ainsi se justifie le nom d'aliment gastrique donné à la viande, par opposition aux légumes et aux fruits qui sont des aliments de digestion intestinale ; ainsi s'explique-t-on que les gros mangeurs de viande, après un moment de bien-être, se sentent ensuite faibles et lourds, et recourent à de nouveaux excitants. La viande ne tient pas au ventre, et pousse à manger trop souvent.

Par suite du même mécanisme, et surtout de l'absence de résidus, l'alimentation carnée est facteur de constipation, de stase, surtout accentuée dans le gros intestin. Le fait est trop connu de tous pour que nous y insistions, malgré son importance.

Enfin, le régime carné favorise la pullulation microbienne dans le milieu intestinal, et augmente les fermentations. Combes a été un des premiers à montrer que les sulfo-éthers urinaires, témoins de cette putréfaction, augmentaient par un régime riche en viande, et diminuaient avec elle ; de nombreux auteurs sont arrivés aux mêmes conclusions. On a même été plus loin : l'abus de la viande a été accusé de modifier peu à peu la flore intestinale, d'en exalter la virulence, d'en modifier la composition, et de favoriser ainsi l'éclosion de l'entéro-colite et de l'appendicite. Il est un fait certain, c'est que le milieu azoté est pour bien des microbes intestinaux un excellent terrain de culture, et que la constipation vient encore favoriser leur développement.

En résumé, tout en imposant au muscle gastrique un lourd travail, la viande apporte aux glandes de l'estomac une stimulation marquée et utile ; son action intestinale est, par contre, beaucoup moins favorable : l'excitation est trop passagère l'absence de résidus laisse le péristaltisme paresseux, la richesse en azote favorise la germination microbienne.

b). Générale. La répercussion du régime carné sur la nutrition en général, peut se résumer en trois mots : il excite, acidifie, et intoxique.

C'est à peine si nous avons besoin de revenir sur cette *accélération* des dépenses organiques, à la suite d'ingestion de viande ; elle est due à l'abondance de l'azote qui, nous l'avons vu, augmente la désassimilation, à l'absence des hydrocarbonés qui la diminuent, à la présence de substances extractives, les plus excitants de tous les corps azotés.

Il s'en faut d'ailleurs, que cette influence, qui contribue à maintenir le tonus vital, soit toujours nuisible ; elle ne le devient que par l'excès ; modérée, elle est des plus utiles.

La viande *acidifie*, d'abord parce que ses cendres sont acides, et que l'acide phosphorique l'emporte sur les bases ; ensuite parce que sa combustion qui n'est jamais complète donne naissance

à des acides dont le plus important est l'acide urique. Chez le carnivore, tous ces acides sont neu-
tralisés par une production équivalente d'ammoniaque : chez l'homme, la formation d'ammoniaque
est beaucoup plus limitée, et dès que la ration carnée devient trop forte, l'acidité humorale et urinaire monte.

Enfin, la viande *intoxique*, par ses bases puriques, par les ptomaïnes, qui, indifférentes à petites doses, deviennent facilement des poisons nocifs pour le cœur, les vaisseaux et tous les organes
en général ; elle intoxique encore par les fermentations microbiennes qu'elle facilite et dont Metchnikoff montrait récemment le rôle dans la vieillesse prématurée.

Il ne suffit pas de connaître l'action d'ensemble
sur la nutrition ; il y a encore intérêt à préciser
l'influence exercée sur les organes en particulier ; la première question qui se pose dans cet
ordre d'idées, est celle de l'utilité de la viande
pour le travailleur physique ou intellectuel.

L'albumine, et par conséquent, les aliments dont
elle forme la base ne doit pas fournir au *travailleur manuel* le supplément de calories dont il a
besoin : comme l'a très bien dit Bouchard : « On
ne doit pas faire de la force avec la viande ». Ce
rôle est dévolu aux corps ternaires. Mais il paraît
bien prouvé d'autre part que la viande a néanmoins son utilité pour l'ouvrier, le soldat, l'homme
de sport, qu'elle augmente l'aptitude au travail et

le rendement en calories (Gautier). L'exemple de la race anglo-saxonne, si grande mangeuse de viande et si avide de sport, est à ce point de vue assez démonstratif. En somme, la viande ne doit pas subvenir aux dépenses du travail physique, mais elle en facilite l'accomplissement.

Il n'en est pas de même pour le *travail cérébral* : si de nombreux écrivains ont cherché dans le café, l'alcool, le tabac une excitation qui leur facilite la tâche, la viande n'a jamais rendu à personne le même service ; tout au contraire nombreux sont les gens qui, après un gros repas, surtout carné, se sentent lourds, portés au sommeil, et incapables de travail. Au congrès d'hygiène alimentaire M. de Fleury conclut que la viande ne doit presque pas faire partie de l'alimentation du travailleur intellectuel, qu'elle lui est plus nuisible qu'utile.

Le *système cardio-vasculaire* est lui aussi nettement influencé par la viande et surtout par l'abondance des substances extractives : le pouls est plus fort, plus plein, la tension plus élevée, mais en même temps la vaso-constriction périphérique augmente le travail du cœur et prédispose les petits vaisseaux à la sclérose ; l'abus du régime carné est un des principaux facteurs d'hypertension et de sclérose.

L'excitation *hépatique* n'est pas moins accentuée , l'uropoïèse, la neutralisation des toxines imposant à la cellule un surcroît de besogne ; cette excitation qui au début est limitée à la ponction uropoïétique ne tarde pas à s'étendre aux fonctions biliaire et glycogénique.

Il serait intéressant de connaître l'influence de la viande sur le développement et le fonctionnement des glandes à sécrétion interne, corps thyroïde (1), surrénales, glandes génitales ; tous ces organes ayant une fonction antitoxique, il est bien probable que l'usage de la chair musculaire entraîne pour elles un surcroît d'activité, mais les documents précis manquent sur ce sujet.

c). Eliminatoire. L'ingestion de la chair musculaire retentit fortement sur le rein. Si l'urée, issue de l'albumine, peut être considérée comme un diurétique à l'état normal, son élimination par le rein malade est beaucoup plus laborieuse ; l'acide urique, les corps xanthiques constituent des substances irritantes pour la cellule rénale et difficiles à éliminer ; les poisons issus de l'intestin augmentent encore le travail de dépuration urinaire. Expérimentalement d'ailleurs, Haussen a constaté qu'à valeur calorique égale, c'est le régime azoté qui produirait la plus forte élimination moléculaire ; Achard et Paisseau ont prouvé que le même régime favorisait la rétention chlorurée. Il y a là autant de raisons de considérer la viande comme peu favorable au fonctionnement rénal. La question est pourtant complexe, et nous verrons plus

____

(1) **Pour Léopold Lévi la viande serait un poison du corps thyroïde.**

loin qu'elle est souvent chez les néphrétiques mieux tolérée que n'aurait pu le faire penser la théorie.

*
* *

INDICATIONS ET CONTRE-INDICATIONS

Aliment de digestion facile, très azoté, excitant, la viande doit entrer dans la composition de l'alimentation normale, et surtout à notre époque de vie intense aux exigences impérieuses, aux fatigues imprévues. Tous en ont besoin, le travailleur des champs comme l'ouvrier des villes. Mais si l'usage est utile, l'abus est funeste et la ration carnée doit être surveillée avec soin. Chez l'adulte, du poids moyen de 70 kilogr., on peut considérer le chiffre de 150 à 200 gr. comme suffisant pour la ration journalière. L'âge doit être pris en considération : à partir de cinquante ans il vaut mieux rester en dessous de cette moyenne, les vieillards peuvent presque s'en passer. Au moment de la puberté au contraire la ration doit être forte : « Jusqu'à 10 ou 12 ans, la viande doit être donnée avec parcimonie. A partir de ce moment, il faut en élever assez rapidement les quantités. Les moyennes auxquelles je suis disposé à me rallier sont de viande cuite, parée et désossée, par jour, de 7 à 11 ans : 100 à 120 gr. ; de 11 ans

16 ans : 120 à 160 gr., et au-dessus de 15 ans 200 gr. et plus (1). » Une ration abondante est spécialement utile chez les enfants chétifs, lymphatiques, prédisposés à la tuberculose.

En pathologie, l'usage de la viande est surtout indiqué chez les faibles, chez les convalescents et certains nerveux déprimés, chez tous ceux qui ont à lutter contre des déperditions antérieures.

La *tuberculose* constitue une des indications les plus importantes. Grancher admettait qu'en Angleterre la diminution des cas de tuberculose avait concordé avec l'augmentation de la consommation de la viande. Tous les auteurs sont d'accord pour reconnaître la nécessité d'une forte ration azotée chez les tuberculeux. La stimulation gastrique, le relèvement de la tension, l'augmentation même de l'acidité humorale, sont utiles chez ces hypo-acides à estomac débile, à tension faible.

Richet a démontré que la viande crue possédait une efficacité particulière quoique mal expliquée. Nous avons vu plus haut son mode de préparation ; les doses de 150 à 200 grammes par jour, sont largement suffisantes et pour A. Robin et Binet ne doivent pas être dépassées.

Dans un travail récent, Labbé et Vitry ont insisté sur les dangers de la suralimentation carnée dans la tuberculose ; elle serait surtout néfaste chez les malades avancés, l'absorption intestinale

______

(1) Legendre. *Congrès de Paris.* 1906.

de l'azote diminuant à mesure que s'accroît l'ingestion. Monsseaux a signalé d'autre part des accidents de lithiase rénale dus à la même cause. Ces faits sont utiles à connaître et prouvent que la suralimentation azotée dans la tuberculose doit être raisonnée et raisonnable, mais son utilité n'en reste pas moins certaine.

La viande est encore un aliment tout indiqué pour le *diabétique*, par suite de sa pauvreté en hydrates de carbone ; il faut pourtant savoir qu'elle peut avoir des inconvénients, et que, plus encore que dans la tuberculose, la ration carnée doit être surveillée dans le diabète. Les complications rénales, cardio-vasculaires, cérébrales si fréquentes sont autant de raisons de restreindre, sinon de supprimer la viande. Le coma, la menace de coma, la constatation d'acétonurie abondante, constituent des contre-indications absolues ; il faut alors avoir recours à un régime alcalinisant et antitoxique, végétarien par conséquent, quitte à voir remonter le sucre, ce qui, à ce moment, est sans importance. Enfin, même au cours d'un diabète ordinaire non compliqué, l'azote alimentaire doit encore être rationné, certains malades faisant du sucre avec l'albumine ; Linossier et Lemoine ont très bien montré qu'il fallait opposer les glycosuries d'alimentation (l'urine émise à jeun ne renferme pas de sucre) où la viande est excellente, aux glycosuries de nutrition (le maximum du sucre est dans l'urine du jeûne), où l'albumine doit être réduite à son minimum.

Presque tous les régimes prescrits contre l'*obésité* font une large part à la viande, qui a l'avantage de pouvoir être presque privée de sa graisse, et d'augmenter les dépenses de l'organisme. Elle doit naturellement être prise sans sauce grasse ; et en tenant compte de l'état du foie, du cœur et des vaisseaux.

Dans les affections *gastro-intestinales*, son emploi est déjà beaucoup plus discuté, et donne lieu à d'importantes distinctions. Commençons par signaler que dans tous les cas elle doit être prise rôtie ou bouillie et sans sauce, coupée en petites bouchées, hachée ou même passée dans une grosse passoire.

Presque tous les auteurs en conseillent l'usage dans l'hyposthénie, dans les dyspepsies par insuffisance, où elle a l'avantage de stimuler la sécrétion ; dans les fermentations gastriques, car l'albumine ne fermente pas dans l'estomac.

Dans l'hyperchlorhydrie, Dujardin-Beaumetz la rejette comme trop excitante, A. Robin l'admet comme utile pour saturer l'acide chlorydrique ; nous croyons avec lui qu'on peut la permettre à petites doses, et plus souvent rôtie que bouillie ; dans certains cas de grande hyperchlorhydrie avec vomissements rebelles et amaigrissement, le gavage par la poudre de viande selon la méthode de Debove peut donner de très beaux résultats.

Dans le cancer, dans les vieilles gastrites chroniques, la viande n'est ni tolérée, ni désirée. Il faut d'ailleurs toujours tenir le plus grand compte des indications données par le malade ; car les règles générales que nous venons de poser souffrent de nombreuses exceptions.

La viande finement hachée, mieux encore la viande crue ou la poudre de viande rendent souvent les plus grands services dans les longues *diarrhées chroniques* des pays chauds, améliorant en même temps l'état intestinal et l'état général. Il en est de même pour les entérites rebelles de l'enfance, voire même de la petite enfance. Nobécourt et Rivet (1) ont posé à ce sujet des conclusions fort intéressantes : les selles sont-elles abondantes et très liquides (flore aérobie), la viande crue est indiquée ; sont-elles au contraire, moins abondantes et très fétides (flore anaérobie), l'azote est nuisible, et c'est le régime féculent qui s'impose.

L'alimentation carnée est encore utile chez les *entéro-ptosiques*, chez les adolescents et les adultes à tube digestif faible et atone ; pour eux, en effet, le régime doit être plus gastrique qu'intestinal. Mais elle ne convient que fort peu aux *entéro-colitiques*, aux constipés de toute sorte, aux ma-

(1) Nobécourt et Rivet. *Semaine médicale*, n° 14, 1907.

lades enclins à la stase cæcale ; ils devront n'en faire qu'un usage modéré, et s'abstenir complètement de celles qui fermentent plus facilement : charcuterie et gibier.

Nous venons de voir les cas où la viande était ou franchement bonne ou souvent favorable ; plus nombreux à coup sûr sont ceux où elle est plutôt nuisible, sinon absolument contre-indiquée ; ils comprennent en effet, les maladies du cœur et des vaisseaux, des reins, du foie, du système nerveux, et surtout la grande diathèse arthritique.

Dans les *cardiopathies artérielles*, dans l'*hypertension*, la *sclérose vasculaire*, l'*aortite*, l'*angine de poitrine*, elle est toujours néfaste ; Huchard a bien montré son rôle dans la genèse d'une foule de symptômes, à commencer par la dyspnée toxi-alimentaire ; tous les efforts du médecin doivent tendre à l'exclure entièrement du régime. Il peut se montrer moins sévère dans les *insuffisances valvulaires* ; tant que la compensation se fait, le régime doit rester légèrement carné ; ce n'est que l'apparition des asystolies locales, rénale ou hépatique, qui la feront diminuer, et supprimer complètement lorsque le myocarde deviendra réellement insuffisant.

L'emploi de la viande au cours des *affections du rein*, constitue un problème alimentaire assez complexe.

Quelques règles sont absolues : c'est ainsi que dans toutes les poussées aiguës, dans la petite et la grande urémie, elle est toujours interdite ; dans l'albuminurie orthostatique, au contraire, elle est plus favorable que nuisible. Entre ces deux extrêmes, se placent toutes les formes de néphrites chroniques plus ou moins compensées, pour lesquelles on ne peut poser de principe absolu ; si la chair musculaire ne convient pas à tous les cas, elle peut encore moins être l'objet d'une interdiction générale, et les beaux travaux de Widal sur le régime déchloruré dont elle fait partie n'ont pas peu contribué à en généraliser l'emploi. Il convient surtout d'essayer la tolérance individuelle en surveillant attentivement la diurèse et l'albuminurie ; chez les uns, la viande sera mal tolérée ; chez les autres, surtout parmi les jeunes sujets, elle diminuera l'albumine et relèvera l'état général ; de fréquents changements de régime seront parfois indiqués. Tout ce qu'on peut dire, c'est que plus l'imperméabilité rénale est accentuée, plus il faut se méfier ; elle est plus rarement tolérée dans le petit rein rouge contracté que dans l'amyloïde.

Il faut d'ailleurs faire un choix des viandes, donner la préférence au jambon, puis à la volaille, interdire le gibier, le foie, abats, etc.

L'emploi de la viande chez les *hépatiques* a bien été précisé par Robin : stimulant la fonction cellulaire, elle doit être défendue toutes les fois que celle-ci est exagérée, comme dans la cirrhose hypertrophique biliaire, la cirrhose atrophique au début, les gros foies congestifs des arthritiques, des paludéens, des coloniaux, dans la lithiase, quand on veut éviter la mobilisation des calculs ; fatigante pour le parenchyme, elle ne peut être bonne dans les grandes insuffisances de l'ictère grave, de l'atrophie jaune aiguë, de la cirrhose atrophique avancée ; mais, en la donnant à petites doses, il y a lieu d'utiliser son action excitante dans les insuffisances légères, comme au début de la deuxième période de la cirrhose de Laënnec, et de la permettre assez tôt aux ictériques, dès que les téguments commencent à s'éclaircir.

Bien qu'ici l'interdiction soit moins sévère, le *nerveux* a néanmoins grand intérêt à restreindre dans une large mesure son alimentation carnée ; et ceci s'applique non seulement aux névroses, à la neurasthénie surtout dans sa forme hypertensive, mais même aux maladies proprement dites avec lésions. Certains auteurs commencent à admettre que parmi ces maladies à étiologie vague ou inconnue, quelques-unes pourraient être attribuables à des troubles intestinaux remontant parfois fort loin. Londe a récemment insisté sur le rôle du régime dans l'éclosion des symptômes et même dans la genèse des maladies nerveuses ; et il n'hésite pas à considérer la viande comme un des aliments les plus préjudiciables à ce point de vue.

Nous avons réservé pour la fin la grande classe des *arthritiques*, chez qui le régime carné est si important et si difficile à restreindre. L'arthritique use trop, brûle mal, est hyperacide et s'intoxique ; la viande le pousse à user davantage, diminue les oxydations, augmente l'acidité et l'intoxication, elle ne peut donc qu'aggraver le trouble nutritif. Si l'arthritisme est dû à la suralimentation, il est dû surtout à la suralimentation carnée ; et lorsque les malades se décident à supprimer complètement la viande, on est étonné du nombre de phénomènes morbides, névralgies, douleurs articulaires, migraines, maladies de la peau, qui cèdent au simple changement de régime après avoir résisté à la thérapeutique. Nous reviendrons d'ailleurs sur ce sujet au chapitre du végétarisme.

Parmi les modalités de l'arthritisme qui parlent surtout dans ce sens, signalons la *lithiase rénale* et l'*uricémie*, d'une façon générale ; les *maladies de peau*, et l'eczéma en particulier, les *manifestations hépatiques*. Pour la *goutte*, les auteurs sont divisés ; Pascault, de Grandmaison (1), sont pour l'abstention complète; Garrod, Ebstein, Cantani, von Noorden, sont pour un usage modéré; ce dernier qui reconnaît à la viande l'avantage de solubiliser l'acide urique par l'acide thyminique qu'elle contient, est d'avis de tâter la susceptibilité de chaque malade, et voici comment il procède :

(1) De Grandmaison. *Traité de l'arthritisme.*

le malade est mis à un régime sans purines, et on dose soigneusement l'excrétion urique journalière; il prend alors 100 grammes de viande un seul jour, et les dosages de l'acide urique sont continués ; si dans les deux jours qui suivent l'ingestion, 50 p. 100 des purines absorbées (le reste est oxydé), se retrouvent dans l'urine, c'est que l'élimination urique est bonne, et que la viande sera tolérée à cette dose ; dans le cas contraire, elle doit être défendue. La même épreuve peut être instituée avec 150 et 200 grammes ; mais d'une façon générale, le goutteux a intérêt à prendre peu d'azote, car il semble bien qu'il ait la faculté de fabriquer de l'acide urique avec l'albumine elle-même.

***

Viandes de Conserve

Celles-ci ne tiennent dans l'alimentation courante qu'une place très restreinte, et ne sont pour ainsi dire jamais employées par les malades ; aussi serons-nous brefs. Porté à 110 ou 115° dans des boîtes en fer blanc soudées, le muscle conserve toutes les qualités nutritives et même la saveur de la viande cuite dans son jus ; il faut, bien entendu, que la conserve soit faite avec une viande tout à fait fraîche, car la chaleur détruit les microbes et non pas les toxines. On doit encore veiller à ce que les soudures en plomb soient extérieures et ne viennent pas en contact avec la gelée qui baigne la viande ; avant de prendre cette précaution on observait souvent des accidents saturnins.

On n'utilise guère dans nos pays la viande séchée au soleil. En Amérique, elle sert à fabriquer en grand les poudres de viande dont nous reparlerons plus loin.

La salaison modifie quelque peu la composition de la chair musculaire ; la saumure lui enlève un peu d'albuminoïdes, et encore plus de substances extractives ; ces viandes sont donc moins toxiques, et peuvent être employées chez les personnes qui ont à craindre l'auto-intoxication ; elles sont malheureusement un peu plus acides, une partie du phosphate de potasse alcalin passant dans la saumure. Le chlorure de sodium vient le remplacer et rend ces viandes nuisibles aux néphrétiques.

Quant aux viandes fumées elles sont légèrement plus riches en albumine ; leur digestibilité est souvent accrue et elles seront tolérées par des estomacs délicats qui ne supporteraient pas la viande cuite.

La réfrigération n'est guère utilisée que pour les grands approvisionnements militaires ; pour Gautier, ce procédé excellent modifie à peine la composition de la viande et lui laisse toutes ses qualités.

***

VIANDE DE VEAU

Albumine....... 18
Graisse......... 0,8   Cl......... 0,06
Hydrocarb..... 0
Cendres....... 0,79

Calories utilisables = 155

La viande de veau, qui a joui pendant longtemps à titre de viande blanche d'une réputation injustifiée, est en somme à tous les points de vue inférieure à la viande de bœuf. Moins riche en graisses, elle se trouve par le fait moins nutritive ; plus pauvre en myosine, plus riche en principes résistants à l'action des sucs acides, elle est moins digestible, et sur ce point, les expériences de Penzoldt concordent avec la théorie; enfin surtout elle se montre, comme toutes les chairs jeunes, plus chargée de nucléines et de corps xanthiques, et partant plus toxique. Il n'est pas très rare, d'ailleurs de rencontrer des personnes, dyspeptiques ou non, qui présentent à l'égard du veau une véritable idiosyncrasie, et ne peuvent en manger sans souffrir de l'estomac et surtout de l'intestin.

L'été les empoisonnements par la viande de veau avariée sont fréquents et graves ; le fait est dû à ce que les animaux étant eux-mêmes atteints de diarrhée, leurs muscles chargés de ptomaïnes facilitent l'infection intestinale due le plus souvent au bacillus enteritidis.

La viande de veau dont l'usage est malheureusement très répandu dans les pays pauvres, est donc plutôt à déconseiller : les *dyspeptiques*, *eczémateux*, *uricémiques*, malades atteints de *néphrite*, *cystite*, *catarrhe des voies urinaires*, ont tout intérêt à s'en abstenir.

*
* *

VIANDE DE CHEVAL

Sa consommation qui va chaque jour en s'accentuant, surtout dans les grandes villes comme Paris, nous force à en dire un mot. Comme composition, elle ne se sépare de la viande de bœuf que par la présence d'une petite quantité de glycogène (0,5 à 4,5 p. 100) ; sa valeur alimentaire est égale ; et l'absence du cysticerque dans les muscles du cheval l'a fait recommander pour les cures de viande crue. On doit pourtant savoir que parmi les chevaux abattus, un grand nombre sont des bêtes étiques, épuisés par un long travail, et que, dans ces conditions, la viande de cheval est non seulement moins nutritive, mais encore jusqu'à un certain point malsaine.

***

VIANDE DE MOUTON

Albumine.......	15,30		
Graisses........	10,00	Cl........	0,06
Hydrocarb.....	0	Purines...	0,11
Cendres.......	1		

Calories utilisables = 170

La viande de mouton est un peu moins riche en albumine ; par contre, elle se trouve plus riche en graisse et en substances minérales. Elle a donc une valeur nutritive peu élevée, ce qui rachète sa digestibilité un peu plus difficile. C'est elle qu'on emploie de préférence sous forme de viande crue pour la cure de la tuberculose .

La viande d'agneau, de goût un peu plus fade, peut dans la pratique remplacer indifféremment la première.

***

VIANDE DE PORC

Albumine......	16,20		
Graisse.......	32,10 (1)	Cl.......	0,06
Hydrocarb.....	0	Purines..	0,10
Cendres.......	0,50		

Calories utilisables = 370

(1) Ces chiffres tiennent compte de la graisse sous-cutanée toujours plus abondante.

Elle est caractérisée par sa haute teneur en graisse, et par sa texture plus serrée ; ces deux caractères la rendent un peu lourde à digérer, et nombre d'estomacs délicats ne la supportent pas. Elle est par contre d'une valeur nutritive élevée, d'un prix modique et justement appréciée dans l'alimentation courante.

Le porc est souvent atteint de trichinose, dont les parasites se logent dans les muscles ; dans nos pays l'inspection faite aux abattoirs suffit à écarter ce danger.

Le jambon mérite une place à part, car sa chair plus fine et moins résistante, plus digestible est excellente pour les *dyspeptiques* gastriques ou intestinaux. Elle est aussi indiquée chez les *néphrétiques*, ayant pour avantages « de s'assimiler plus facilement, de fatiguer peu le rein malade, et dans les cas d'albuminurie ou de congestion hépatique, de laisser passer par le rein le minimum d'albumine ». (Gautier).

CHARCUTERIE ET ABATS

Il s'agit là de toute une catégorie d'aliments où la chair musculaire est à peine représentée, et qui par conséquent ne sont pas de la viande à proprement parler ; mais leur provenance d'origine animale suffit à leur conférer des caractères et des propriétés presque identiques.

Ce sont des viscères, des glandes, et même des tissus moins différenciés, tels que : peau, os, tendons qu'on peut classer, d'après leurs caractères nutritifs intimement liés à leur structure histologique, en trois principales variétés : parties gélatineuses, glandes et organes riches en nucléine, charcuterie proprement dite.

1° PARTIES GÉLATINEUSES

Elles comprennent la tête et les pieds, qu'on peut utiliser soit chez le porc, soit chez le veau, soit chez le mouton. Contenant un peu de chair musculaire et d'albuminoïdes assimilables, un peu de graisse, elles sont surtout caractérisées par la présence de nombreuses fibres élastiques et conjonctives, de périoste et même de cartilage, qui, sous l'influence de l'ébullition se transforment en gélatine, fort riche d'ailleurs en nucléines. Tous ces mets doivent donc subir une cuisson prolongée indispensable pour une bonne assimilation. A cette condition, ils constituent un aliment très utile à l'organisme et qu'on néglige trop souvent.

La *gélatine* possède en effet des propriétés précieuses : complètement absorbée dans l'intestin, elle exerce sur les échanges une action d'épargne accentuée. Celle-ci s'adresse surtout à l'albumine, un peu moins à la graisse ; pour la première, elle est environ le double de l'action analogue exercée par les hydrates de carbone ; de nombreux expérimentateurs ont montré que l'addition de gélatine à la nourriture permettait de réduire notablement la ration d'entretien azotée.

Les aliments gélatineux sont tout indiqués chez ceux qui brûlent trop, ou qui doivent emmagasiner : amaigris, convalescents, surmenés ; A. Robin a insisté sur les services qu'ils pouvaient rendre aux *tuberculeux*, chez qui la désassimilation est toujours exagérée. Ils sont par contre, plutôt nuisibles chez les *goutteux*, *uricémiques*, *arthritiques*, par suite de leur richesse en nucléines, chez les *néphrétiques*, chez les *dyspeptiques* ; ceux-ci peuvent, par contre, très bien employer les gelées nutritives et légères à l'estomac. Signalons à ce propos que dans le traitement de l'ulcère, Senator recommande une alimentation composée de gélatine, de sucre et de graisse (1).

(1) Voici sa formule : Dissoudre 15 à 20 gr. de gélatine dans 200 gr. d'eau ; ajonter 50 gr. d'oléosaccharure de citron ; à prendre en 24 heures en même temps qu'un quart de litre de créme et 30 gr. de beurre, ce qui fait 900 à 1000 calories. (Soc. de médecine de Berlin, 8 janvier 1906).

* *
*

ORGANES RICHES EN NUCLÉINES

Foie, Rognons, Thymus (Ris).

Tous ces organes, qu'ils proviennent du bœuf, du veau ou du porc, ont pour caractéristique leur richesse en nucléines ; celle-ci, facilement explicable par la formule histologique et assez exactement parallèle à l'abondance des noyaux cellulaires, atteint son maximum dans le thymus : le foie est près de quatre fois moins nucléiné que le thymus, et le rein un peu moins que le foie ; mais elle est toujours suffisante pour qu'on doive interdire ces aliments aux *uricémiques, goutteux, lithiasiques, arthritiques* en général.

Foie

Albumine	19,9		
Graisse	3,6	Cl	0,08
Hydrocarb	5	Purines	0,33
Cendres	1,6		

Calories utilisables = 145

Les substances collagènes (gélatine) y sont assez abondantes. Le glycogène varie de 1 à 16 p. 100. Il est assez riche en lécithines ou graisses phosphorées (voir : œuf, p. 141), qui dans les foies gras peuvent atteindre jusqu'à 30 p. 100 ; jointes aux nucléines, elles font du foie un aliment riche en phosphore organique. D'une digestion rapide et facile, il est donc doublement indiqué chez les convalescents, dans les crises de croissance, chez les *tuberculeux, neurasthéniques* non hypertendus.

Le foie est assez souvent employé dans un but opothérapique chez les *ictériques*, dans la *cirrhose atrophique*, dans l'*insuffisance hépatique*. Il doit alors être pris cru ou très légèrement cuit, les températures supérieures à 60° coagulant les albumines et détruisant les ferments utiles. On utilise le plus souvent le foie de porc bien frais, à la dose de 100 grammes ou 200 grammes. Tantôt on le donne cru, en lavement, broyé et émulsionné dans du sérum, tantôt par la bouche, ayant subi un léger degré de cuisson pour lui enlever sa fadeur désagréable.

REINS

Albumine........	18,4		
Graisse.........	4,5		
Hydrocarb.......	0	Cl.........	0,26
Cendres.........	1,2		

Calories utilisables = 124

L'absence de glycogène, l'absence presque complète de lécithines diminuent la valeur alimentaire du rein. C'est pourtant un aliment de digestion facile, mais qui, pour être bon, doit provenir d'animaux jeunes et herbivores, et non d'animaux vieux et carnivores (Gautier).

La glande rénale a été utilisée elle aussi, en opothérapie dans *l'insuffisance rénale* ou *l'albuminurie* Les résultats obtenus sont assez contradictoires, mais on a rapporté des cas d'amélioration indéniable. Comme pour le foie, on peut le prendre, soit par la bouche, cru ou très légèrement cuit, soit en lavement émulsionné dans du sérum.

THYMUS

Albumine	22		
Graisse	0,4		
Hydrocarb	0	Purines	1,20
Cendres	1,6		

Calories utilisables = 123

En outre de sa richesse exceptionnelle en nucléines, qui en fait un très bon aliment phosphoré, il se distingue encore par l'abondance des substances collagènes (6 p. 100); c'est donc un aliment d'épargne. D'une trame très lâche, d'une digestion facile, il est plus encore que le foie indiqué chez les *convalescents*, les *débiles* et les *nerveux*.

CERVELLE

Albumine	12,78
Graisse	15,59
Hydrocarb	0
Cendres	0.89

Calories utilisables = 202

La cervelle est assez pauvre en nucléines, et ce n'est que par analogie de structure extérieure que

nous en parlons ici. Elle contient surtout des lécithines, qui rapprochent sa composition de celle
du jaune d'œuf. De tout temps, la cervelle a été
considérée comme le type de l'aliment phosphoré ;
il faut pourtant savoir qu'à ce point de vue, elle ne
vient qu'après le jaune d'œuf et le thymus pour le
règne animal, les épinards, le chou, les légumineuses, l'orge pour le règne végétal. C'est néanmoins
un aliment de rephosphatisation ; la digestion en
est facile, si l'on a soin d'enlever toutes les membranes ; elle convient à merveille aux *convalescents*
à l'estomac débile, à tous ceux qui ont subi des
déperditions phosphorées.

MOELLE.

Albumine............... 1,87
Graisses............... 88,04
Hydroc............... 0
Cendres............... 1,53
Calories utilisables = 862.

On remarquera la forte proportion des cendres
et des graisses, qui sont surtout des graisses phosphorées. La moelle est donc un aliment nutritif
phosphoré et minéralisant.

Les chiffres que nous avons donnés se rapportent au bœuf, à l'animal adulte. Chez les jeunes animaux, les graisses sont beaucoup moins
abondantes, et les nucléines augmentent, la moelle
étant encore en activité hémopoïétique. C'est cette

moelle des jeunes animaux qu'on emploie en opothérapie, dans certaines *anémies*, dues à l'insuffisance de formation globulaire. On a obtenu ainsi
un certain nombre de résultats très encourageants,
notamment dans quelques cas d'anémie aplastique.
Le mode d'administration est le même que pour le
foie et le rein.

$$* \atop {* \ *}$$

CHARCUTERIE PROPREMENT DITE

On comprend sous cette dénomination un nombre considérable d'aliments divers, où presque toutes les parties de l'animal, le porc le plus souvent,
se trouvent utilisées ; presque chaque pays possède
ses recettes et parfois ses termes particuliers ;
aussi devrons-nous nous contenter, après les considérations générales, de dire seulement quelques
mots des produits de consommation courante.

Mélange complexe de viande cuite ou crue,
d'abats qui n'ont pu être employés en nature : cœur,
poumons, rate, sang ; de graisses et d'épices en
nombre et en quantité variables, la charcuterie
prise en général possède une valeur alimentaire
assez élevée ; celle-ci est parfois même augmentée
par l'addition de légumineuses, comme dans la fa-
meuse saucisse aux pois de l'armée allemande.

Mais c'est là sa seule qualité, et au point de vue

de l'hygiène alimentaire, ses inconvénients sont des plus nombreux.

1º *C'est un aliment de digestion difficile* pour l'estomac comme pour l'intestin ; les substances dont elle est formée sont déjà lourdes par elles-mêmes ; plusieurs le sont encore davantage par suite de l'absence de cuisson. Et que dire de tous les produits bizarres et hétéroclites qu'on y peut introduire à l'insu du consommateur. Il n'est pas d'aliment où la fraude ait plus beau jeu.

2º *C'est un aliment de fermentation intestinale* ; les déchets, les substances avariées y passent facilement inaperçus ; même bien faite, elle offre au microbisme intestinal un excellent terrain de culture.

3º *Elle constitue même un danger d'infection* pour l'organisme. On a été jusqu'à trouver dans un saucisson un ganglion caséeux tout entier.

4º *Enfin, c'est un aliment relativement cher* ; le gramme d'azote y coûte plus cher qu'avec la viande, et quant à la calorie, elle revient beaucoup plus cher qu'avec des farineux.

A part de rares exceptions, la charcuterie constitue donc une nourriture médiocre même pour les bien portants, et dont il est toujours bon de se méfier, surtout lorsqu'elle est crue. On ne peut que regretter de voir que son goût relevé, l'absence de préparation culinaire lui donnent sur la table du pauvre une place prépondérante.

A fortiori doit-elle être interdite aux malades, à ceux qui ont l'estomac ou l'intestin délicats, à tous ceux qui craignent les fermentations et les intoxications, *cardiaques* et *brightiques*, *eczémateux*, *goutteux*, *hépatiques* et *arthritiques*.

Caractères particuliers

Les *saucissons*, formés de viande, d'abats, de graisse de bœuf ou de porc, d'épices, finement hachés et introduits dans des boyaux ont une teneur alimentaire assez variable. Le tableau suivant est extrait des tables d'Alquier :

	ALBUMINE	GRAISSE	HYDROC.	CENDRES	CALORIES
CERVELAT	23,21	43,62	0	4,48	512
SAUCISSON D'ARLES	24,15	48,07	0	5,40	558
SAUCISSON DE LYON (au jambon)	37,06	34,10	0	3,66	483
SAUCISSES	16,62	37,71	0	2,85	427

Les *saucisses*, très riches en graisse, doivent subir une certaine cuisson avant d'être consommées.

Le *fromage de hure* est formé d'un mélange de viandes diverses avec de la gélatine et du bouillon; il a une composition presque identique.

19,89	32,16	0	2,36	389

La *galantine*, au contraire, qui comprend un mélange de porc, de jambon et de volaille, est moins riche en graisse, moins nutritive, mais constitue la charcuterie la moins indigeste et la moins malsaine.

41,30   6,10   0   1,88   239

Le *pâté* est un peu moins digeste, surtout à cause de la présence de la croûte (voir patisserie, p. 175), Il est fait avec les viandes les plus variées : veau, porc, canard, gibier, etc., qui lui confèrent naturellement leurs avantages ou leurs inconvénients. Le pâté chaud est toujours beaucoup plus lourd que le pâté froid.

Une mention spéciale doit être faite du *pâté de foie gras.*

16,30   38,34   0   1,67   432

C'est un aliment très nourrissant, souvent bien toléré par des estomacs assez débiles, et riche en lécithines : celles-ci se trouvent en effet en abondance dans le foie des oies ou des canards soumis à l'engraissement. Les épices, les truffes qu'il renferme le font défendre aux *arthritiques, eczémateux, brightiques* ; mais il rend des services dans les cures d'engraissement, notamment chez les *tuberculeux.*

Le *boudin*, fait avec du sang de porc, du lard et des épices introduits dans des boyaux, est un aliment lourd et indigeste ; c'est d'ailleurs la raison qui le fait manger avec de la moutarde. Le sang constituant un bon milieu de culture pour les microbes, le boudin doit toujours être très frais, et subir une cuisson soignée. Sa richesse en fer ne suffit pas à en faire un mets utile.

*\
* *

ANIMAUX DE BASSE-COUR

COMPOSITION ET VALEUR ALIMENTAIRE

	ALB.	GRAISSE	HYDROC.	CENDRES	CL.	PURINES	CA.
POULET	18,87	12,89	0	0,77	0,06	0,15	204
PIGEON	21,97	3,71	0	0,85	»		13¹
LAPIN	22,59	4,06	0	0,85	»	0,11	137
CANARD	22,58	4,94	0	0,91	»		145
DINDON	20,95	21,76	0	0,75	»	0,15	299
OIE	15,21	31,86	0	0,41	»		366

D'une façon générale, le taux azoté est plus élevé que pour la viande de bœuf ; l'acide urique y est abondant comme toujours chez les oiseaux. La valeur nutritive est essentiellement variable suivant la proportion de la graisse, qui plutôt rare chez le pigeon, le lapin et le canard, est largement représentée chez le dindon et surtout l'oie.

***

PRÉPARATIONS ET MODES D'EMPLOI

Le plus souvent, ces viandes sont mangées rôties, et tout ce que nous avons dit de la viande de boucherie leur est applicable. Elles sont assez souvent consommées froides, ce qui est excellent pour les dyspeptiques, car la graisse figée est plus facile à éliminer ; l'aliment est pourtant ainsi moins sapide et un peu moins excitant.

En Normandie, le canard subit une préparation spéciale, dite « canard à la rouennaise », et qui consiste à étouffer la bête au lieu de la saigner ; le sang donne à la chair une saveur très appréciée. Mais cette pratique qui se répand de plus en plus, n'est pas sans danger, au moins l'été; sous l'influence de la chaleur, le sang subit une altération rapide, nullement reconnaissable à l'odeur, et les ptomaïnes ainsi développées peuvent provoquer des accidents d'empoisonnement très graves ; la mort en a plusieurs fois été la conséquence. Il faut donc veiller à ce que le canard au sang soit mangé sitôt tué.

*
* *

RÉPERCUSSIONS. — INDICATIONS

Pendant longtemps, on a opposé les *viandes blanches* aux *viandes rouges*, leur conférant des qualités fort différentes et tout à l'avantage des premières ; les viandes rouges étaient accusées d'être excitantes, congestionnantes et toxiques, tandis que les viandes blanches faciles à digérer, peu irritantes, étaient dépourvues de ces inconvénients. On leur attribuait même une influence opposée sur le caractère, et on raconte que l'acteur anglais

Garrick se nourrissait de roastbeaf pour remplir les rôles de héros et mangeait du mouton quand il devait jouer celui de nigaud. Cette schématisation sans base scientifique sérieuse n'est plus admise à l'heure actuelle ; la réaction a même été complète, et on a tendance, maintenant, à donner la préférence aux viandes rouges sur les viandes blanches.

Cette nouvelle opinion serait comme la première trop absolue. La couleur de la viande est une qualité très secondaire, qui ne préjuge en rien des autres qualités physiques ou chimiques, et ne peut servir de base à une classification vraiment physiologique. Il est pourtant possible de donner quelques indications générales sur la valeur comparée des viandes rouges et blanches, mais à condition de distinguer entre celles-ci, et de considérer séparément la répercussion digestive et la répercussion générale.

1o *Au point de vue digestif,* on doit reconnaître que le poulet, le pigeon, sont mieux supportés par beaucoup d'estomacs débiles que la viande de boucherie ; que ce soit à cause de la moindre teneur en graisse, et pourtant celle-ci est assez élevée dans le poulet, ou à cause d'une plus grande finesse de la trame conjonctive ou du sarcolemme, qu'il y ait même un certain coefficient psychique, le fait est indéniable ; un convalescent, un neurasthénique à l'estomac affaibli supportera mieux une aile de poulet qu'une tranche de beafsteak. Au contraire, le canard, et surtout les viandes grasses de basse-cour, le dindon et l'oie, sont d'une digestion plus difficile que la viande rouge et doivent être exclues de la table du dyspeptique ou de l'entéritique.

Nous avons déjà parlé du veau et du porc : inutile d'y revenir.

2o *Au point de vue général*, tout l'avantage revient à la viande rouge ; elle est plus nutritive, elle est plus riche en fer, ce qui est important chez les adolescents ; elle est sensiblement moins riche en matières extractives, et par conséquent, moins irritante et toxique.

En résumé, si le poulet, le pigeon, peuvent rendre service aux dyspeptiques et aux débilités, les viandes rouges sont meilleures pour tous ceux qui relèvent de la diathèse arthritique.

***

GIBIER

COMPOSITION ET VALEUR ALIMENTAIRE

	ALBUMINE	GRAISSE	HYDROC.	CENDRES	CALORIES
CAILLE.	22,80	7,60	0	1,20	171,60
GRIVE.	22,87	1,68	0	1,14	116,42
PERDRIX.	24,46	1,36	0	1,04	120,42
CHEVREUIL.	20,55	1,82	0	0,85	107,53

La chair du gibier est caractérisée d'une façon générale par trois propriétés assez constantes : la haute teneur en albumine, la faible teneur en

graisse, la forte proportion des matières extractives, surtout de la créatine. Celles-ci sont particulièrement abondantes chez les animaux forcés
qui doivent être prohibés ; le violent surmenage
musculaire qui précède la mort accumule dans le
tissu musculaire et dans tout l'organisme des bases
xanthiques toxiques qui n'ont pas le temps de s'éliminer.

**

Préparations et modes d'emploi

Le gibier subit souvent des préparations culinaires compliquées qui ne font malheureusement
qu'en augmenter les inconvénients. Il en est ainsi
pour les perdrix aux choux, pour le civet de lièvre,
où le sang vient ajouter ses toxines à celles du
muscle, pour le salmis de bécasse où les intestins
laissés à l'intérieur de la bête favorisent infection
et intoxication.

Une pratique est surtout blâmable et antihygiénique, c'est le *faisandage*. La chair du gibier est
comme celle de tous les animaux sauvages un peu
dure et résistante ; la rigidité cadavérique ne fait
qu'augmenter ce défaut, et on attend en général
quelques jours avant de consommer la bête ; mais
certains chasseurs, poussés par une véritable per-
version du goût, ont imaginé de ne déguster le
gibier que quand il sent déjà fort, que la putréfaction cadavérique est avancée, quand il est ce qu'on
appelle faisandé. La putréfaction s'accompagne non

seulement de formation de toxines, mais encore d'une abondante prolifération microbienne, source fréquente de gastrites et surtout d'entérites. Nous avons connu un homme vigoureux, en pleine santé, qui eut une fièvre typhoïde des plus graves pour avoir mangé des perdrix trop avancées. On ne saurait donc trop blâmer une telle habitude, funeste même pour les santés les plus robustes.

On peut d'ailleurs attendrir la venaison d'une façon parfaitement inoffensive, par le *marinage*, dont voici la recette :

Placer le morceau dépouillé dans une bassine, y ajouter sel, poivre, laurier, épices, etc..., verser sur la viande un peu de vinaigre de façon à couvrir le fond de la bassine, et quelques gouttes d'huile. Retourner la viande toutes les 12 ou 24 heures. La chair musculaire tout en étant préservée de toute putréfaction, ne tarde pas à s'attendrir et à prendre une saveur agréable.

*
* *

RÉPERCUSSIONS.— INDICATIONS

Le gibier est lourd pour l'estomac, il favorise la pullulation microbienne dans l'intestin ; on doit donc l'interdire aux *dyspeptiques*, aux malades atteints d'*entérite*, d'*entéro-colite*, de fermentations gastriques ou intestinales ; on peut pourtant faire exception pour les petits oiseaux : caille, grive, perdrix, alouettes, qui pourront être permis à condition d'être pris bien frais, sans trace de faisandage.

Le gibier, par ses toxines, est surtout dangereux pour le système circulatoire : il contracte les petits vaisseaux et augmente le travail du cœur ; comme tel il est mauvais aux *cardiaques* et aux *hypertendus* ; nocif pour la cellule rénale, il est interdit aux *brightiques* ; il excite le système nerveux et ne convient pas aux *neurasthéniques* ; enfin, pour toutes ces raisons, il est nuisible aux *arthritiques*, aux *hépatiques*, aux *eczémateux*. Les *tuberculeux* eux-mêmes qui ont intérêt à surveiller de près leur alimentation n'en feront qu'un usage restreint.

EXTRAITS DE VIANDE

a) BOUILLON

Albumine...... .	1,21		
Graisse.........	0,32	Cl....	1
Hydrocarb.....	0,44		
Cendres.. ,.......	0,31		

Calories utilisables = 9

COMPOSITION ET VALEUR ALIMENTAIRE. — Le bouillon emprunte à la viande un peu de ses différents principes, mais en proportions fort variables. Les graisses s'y trouvent en petite quantité ; encore a-t-on soin de dégraisser le pot au feu, habitude utile pour les estomacs délicats, mais qui en diminue la valeur nutritive; les albuminoïdes sont un peu plus abondants, mais une partie encore s'en va avec l'écume ; le reste est formé d'albumines que l'ébullition a transformées partiellement en albumoses et même en peptones, et de gélatine provenant surtout des tendons et des os. Les bases xanthiques sont largement représentées : créatine, xanthine, hypoxanthine, passent dans le bouillon et contribuent pour une large part à ses propriétés physiologiques. Quant aux sels, ils diffusent presque tous : quatre cinquièmes environ quittent la viande où ils sont remplacés par le chlorure de sodium ; si l'on ne tient pas compte de ce chlorure ajouté artificiellement, les phosphates et surtout le phosphate de chaux y dominent. Les cendres sont acides.

Tout cela ne donne au bouillon qu'un pouvoir nutritif assez minime ; il est pourtant tout à fait faux de vouloir l'assimiler à l'eau pure, puisqu'un litre correspond à environ 40 grammes de viande, et qu'il constitue une abondante réserve de principes minéraux.

Préparation. — Elle est simple et facile : d'après Chevreul, les meilleures proportions sont pour un kilogramme de viande de bœuf maigre : deux litres et demi d'eau, 18 gr. de sel marin, et 110 gr. de légumes (carottes, navets, poireaux, céleri).

Veut-on avoir un bon bouillon: il faut plonger la viande dans l'eau froide et chauffer ensuite, la solution des principes se fait mieux ; il n'y a plus qu'à dégraisser et écumer avant de servir. Vient-on au contraire à plonger la viande dans l'eau déjà bouillante, les albumines se coagulent à la surface et forment une sorte de croûte qui empêche l'issue des principes alimentaires ; la viande est meilleure, plus savoureuse, mais le bouillon perd beaucoup de sa valeur.

Le bouillon, dit *à la bouteille* est des plus nourrissants, si bien qu'on ne le prend, en général, que par cuillerées. Il se prépare de la façon suivante : on découpe la viande dégraissée en petits carrés de 1 c. c. qu'on introduit dans une bouteille à large goulot et à bonne fermeture. Sans aucune autre addition, on porte au bain-marie et on fait bouillir 20 minutes. 300 grammes de viande donnent environ 100 c. c. d'un liquide foncé, à saveur et odeur assez fortes, qu'on peut utiliser tel quel.

Le bouillon au jarret de veau a l'avantage d'être plus gélatineux. Quant au bouillon de poulet, il est plus léger et aussi riche en gélatine que le précédent.

Répercussions. — L'action du bouillon sur l'*estomac* est des plus accentuées. Il constitue un puissant stimulant de la sécrétion; cette stimulation, démontrée par Pawlow de la façon la plus certaine, est due surtout aux matières extractives qu'il contient en si grande quantité. Quand le suc psychique fait défaut, le bouillon est précieux comme « metteur en train » de la sécrétion gastrique qui peut ensuite continuer par ses propres moyens. Son usage au début du repas est donc parfaitement justifié, principalement en cas d'anorexie.

La répercussion *intestinale* est, au contraire, tout à fait insignifiante ; le bouillon est encore un type d'aliment gastrique.

Il est à remarquer que, formé de peptones, de bases xanthiques, et de sels, il est absorbé en nature, sans nécessiter le moindre travail digestif.

Le *cœur*, les *vaisseaux*, le *système nerveux*, sont fortement impressionnés, et dans le sens de la stimulation ; c'est essentiellement un aliment nervin à rapprocher de l'alcool et du café ; il le doit à « ses leucomaïnes créatiniques et xanthiques, bases toniques et amères, qui, à petites doses lorsqu'elles sont ingérées, et non injectées sous la peau), ont des effets physiologiques comparables à ceux de la caféine et de la théine que nous retrouverons dans le thé, le café, le cacao » (Gautier).

Quant à la répercussion du bouillon sur le *fonctionnement rénal*, elle est plus difficile à apprécier, certaines substances ayant des effets contraires ; on peut pourtant admettre que, pris en petite quantité, et tant que l'épithélium rénal est intact, le bouillon est plutôt favorable au travail d'élimination, soit indirectement en relevant la tension et en tonifiant la contraction cardiaque, soit directement par les sels de potasse qu'il contient ; telle est l'opinion de Gautier pour lequel le bouillon active le travail des reins. Mais la même dose qui excite un épithélium intact peut inhiber un épithélium malade ; et il est certain que lorsque le rein est lésé, le bouillon devient pour lui cette funeste *décoction de toxines*, dont parlent ses adversaires, et cela d'autant plus qu'à l'action nocive des leucomaïnes s'ajoute celle du chlorure de sodium fort abondant.

INDICATIONS ET CONTRE-INDICATIONS. — Le bouillon étant en somme un extrait de viande, il partage les avantages et les inconvénients de celle-ci, et nous ne répéterons pas ce que nous avons dit plus haut, nous bornant à souligner les points importants. Il constitue un excellent aliment pour les faibles, les *convalescents*, les *dyspeptiques, atones*, les *hypotendus;* c'est, en outre, un aliment de reminéralisation, utile à tous ceux qui ont subi des pertes minérales importantes. A ce titre, et comme stimulant de la digestion, les *tuberculeux* en feront un usage modéré.

Les contre-indications les plus importantes sont, d'une part, les maladies de *rein*, aiguës ou chroniques, et d'autre part, les affections *cardio-vasculaires*, quelle qu'en soit la forme ; il est aussi nuisible aux *hypertendus, athéromateux, aortiques*, et *angineux*, que dans la *petite* ou la *grande asystolie* ; nous avons vu une malade en pleine convalescence d'une crise d'asystolie, faire une rechute des plus graves pour une assiette de bouillon prise en fraude.

Comme contre-indication moins absolue, il faut citer tous les états avec *uricémie, lithiase, goutte, arthritisme*.

Dans les *maladies aiguës*, le bouillon peut être employé à petites doses dans les formes asthéniques ; il doit être interdit toutes les fois qu'il y a tendance à la pléthore et à la congestion.

JUS DE VIANDE

Il se rapproche plus encore que le bouillon de la composition de la chair musculaire ; c'est un véritable plasma musculaire qui, tout en étant moins nutritif que la viande, en possède toutes les qualités. Au point de vue de la *tuberculose* notamment, Richet admet que les principes antitoxiques passent dans le jus de viande pourvu que la compression soit assez forte. Les tuberculeux qui, pour une raison ou pour une autre ne supportent pas la viande crue, peuvent donc y avoir recours avec avantage. On prend 200 grammes de viande crue de mouton, et on les comprime fortement dans une bonne presse à viande ; le jus doit être employé immédiatement au début et au milieu du repas ; on peut, soit le mêler aux aliments, soit le prendre à part, frais ou tiédi, mais il ne doit jamais être chauffé sous peine de perdre ses propriétés thérapeutiques.

Chez les *convalescents*, les *nerveux hypopeptiques*, dans les *vieilles gastrites* où la viande n'est plus digérée, il n'est pas rare de voir le jus de viande amener le relèvement simultané de l'état général et des fonctions gastriques.

Il existe dans le commerce un certain nombre de préparations conservées par des procédés divers : leur principal avantage est la commodité.

EXTRAIT DE VIANDE

Le plus connu est fabriqué avec la viande des bœufs américains suivant la formule du célèbre chimiste allemand Liebig. L'extrait se fait à la vapeur ,sous pression : la graisse est séparée par filtration, et le liquide concentré dans le vide sous pression jusqu'à consistance sirupeuse. Ce mode de préparation supprime la graisse et une bonne partie de la gélatine. A part cette différence, les extraits de viande sont de bonnes préparations, ayant toutes les propriétés et aussi tous les inconvénients du bouillon, se faisant remarquer comme lui, par leur richesse en bases xanthiques et en sels minéraux, en partageant entièrement les indications et les contre-indications.

POUDRE DE VIANDE

Albumine	69,50
Graisse	5,85
Hydrocarb.	0
Cendres	13,25
Calories utilisables	= 313

C'est un aliment dont la valeur nutritive est assez élevée ,mais qui est presque uniquement azoté.

L'industrie le fabrique en grand avec la viande séchée et réduite en poudre. On peut la préparer soi-même en râclant la pulpe de la viande au couteau et en faisant sécher au bain-marie sur une assiette de métal qu'on incline un peu pour séparer les graisses ; il n'y a plus qu'à pulvériser au mortier ; mais il faut savoir qu'elle s'altère et rancit facilement.

La poudre de viande est souvent utilisée en thérapeutique ; c'est un aliment de digestion facile, tout à fait propre à couvrir les grandes pertes en azote. On peut l'ajouter aux aliments, bouillon, lait. On la donne surtout en gavage par la sonde gastrique, émulsionnée dans un peu d'eau de Vichy ; chez certains *hyperchlorhydriques* amaigris, et en état de dénutrition, chez des *tuberculeux*, avec hyperesthésie gastrique et vomissements opiniâtres, on obtient souvent ainsi des engraissements considérables en même temps que la sédation des phénomènes gastriques.

Aliment trop azoté, la poudre de viande ne peut naturellement faire longtemps et à elle seule la base de l'alimentation (1).

PEPTONES

Les peptones sont obtenues par la digestion de la

(1) Dernièrement Lassablière (Société de biologie. Avril 1907. Février 1908), expérimentant l'action de la poudre de viande chez le chien, aurait constaté qu'elle amenait une dénutrition accentuée et ne serait utile que comme excitant gastrique, comme préaliment. Quoiqu'il en soit les faits cliniques incontestables n'en gardent pas moins leur valeur·

chair musculaire, soit par la papaïne dans une liqueur chlorhydrique, soit par la pancréatine dans une solution de carbonate de soude. On a beaucoup discuté sur leur valeur alimentaire : la question paraît devoir être tranchée par l'affirmative ; chez des sujets en état d'équilibre azoté, on a pu remplacer jusqu'à 69 p. 100 des albuminoïdes habituels par leur poids de bonnes peptones, sans que l'équilibre azoté soit rompu (Gautier).

Les vraies peptones sont peu employées dans l'alimentation ; on les utilise surtout pour les lavements alimentaires, dont elles relèvent notablement la valeur nutritive. Finement émulsionnées dans du bouillon, du lait ou même du vin, additionnées de quatre à cinq gouttes de laudanum, elles sont bien tolérées, absorbées et assimilées. Dans tous les cas où l'alimentation buccale est impossible, ou nuisible (sténose œsophagienne, ulcères gastriques, vomissements incoercibles), ces lavements sont indiqués, et permettent de soutenir les malades pendant plusieurs semaines.

En ingestion buccale, on utilise surtout les nombreuses peptones préparées et spécialisées par le commerce, et qui contiennent d'ailleurs beaucoup d'albumines et d'albumoses et presque pas de peptones. Voici la composition du *plasmon*, qui représente une moyenne :

Albuminoïdes	Graisse	Hydrocarb.	Cendres
74,5	1,7	0	0,3

Le rendement en calories ingérées est environ

de 350 ; mais l'absorption intestinale étant souvent défectueuse, le nombre des calories utilisables est diminué d'autant.

Parmi ces préparations, les unes dérivent de la chair musculaire, comme la *peptone Kemmerich* et la *somatose*, d'autres de l'albumine du lait, comme le *plasmon*, ou le *sanatogène;* le *tropon* est un mélange d'albumine animale et végétale.

Tous ces corps sont loin d'avoir donné jusqu'à présent les résultats qu'on en attendait. Ne nécessitant aucune mastication, ne laissant aucun résidu, fermentant facilement, ils sont souvent irritants pour l'estomac et l'intestin ; ils ont en outre l'inconvénient d'être presque exclusivement azotés. La peptone Kemmerich et le plasmon sont parmi les mieux tolérés.

Ils ne doivent jamais faire la base de l'alimentation, ils ne doivent jamais être employés à forte dose, mais seulement pour relever la valeur d'une ration alimentaire. Utiles dans certains cas de nutrition insuffisante, *cancer, vomissements répétés, anémie,* et pour suralimenter les *tuberculeux,* on ne les emploie qu'avec beaucoup de prudence chez les *dyspeptiques,* les *cardiaques,* les *brightiques,* et on s'en abstiendra absolument dans tous les cas d'*entérite* ou d'*entéro-colite.*

POISSONS

Envisagés au point de l'hygiène alimentaire, les poissons forment un groupe assez hétérogène ; la grande différence de composition qu'on observe entre les diverses espèces entraîne une pareille variété dans les propriétés et les répercussions organiques, si bien qu'il nous a paru plus clair de scinder leur étude en deux parties. De même à la division habituelle en poissons de mer et poissons de rivière, nous avons préféré la classification en poissons maigres et en poissons gras, plus physiologique et rendant plus évidentes les indications et les contre-indications. Nous étudierons les premiers d'après notre plan habituel, nous contentant pour les seconds de signaler les différences.

*
* *

POISSONS MAIGRES

Bar, brochet, carpe, colin, dorade, éperlan, goujon, limande, morue fraîche, merlan, perche, plie, raie, sardine fraîche, truite.

COMPOSITION ET VALEUR ALIMENTAIRE

Albumine.....	18	Purines.	0,075
Graisse.......	1,35	Cl......	0,07 (poissons de rivière).
Hydroc.......	0,		0,50 (poissons de mer).
Cendres......	1,07		

Calories utilisables = 82.

Nous avons réuni dans ce groupe, ceux dont la teneur en graisse varie entre 0,50 et 3 p. 100. Les chiffres donnent la composition moyenne des 15 poissons énumérés.

Comme aliment *azoté*, le poisson se rapproche beaucoup de la viande. La moindre teneur en corps xanthiques est tout à son avantage ; et à part cette différence, la chair du poisson a la même valeur nutritive. Rosenfeld conclut de nombreuses expériences qu'elle donne la même satiété, et permet la même utilisation des forces aussi bien chez les hommes de sport et les militaires que chez les sédentaires ; un certain nombre de peuples d'ailleurs, à commencer par les Japonais, vivent de poisson et ne mangent presque jamais de viande. Rien n'explique donc l'ostracisme dont le « maigre », se trouve frappé aux yeux de certaines personnes ; si le poisson, moins excitant, donne un peu moins de montant, l'organisme ne peut que bien s'en trouver.

Dans la variété qui nous occupe, la *graisse* est peu abondante, et il en résulte un fléchissement notable de la valeur calorique. C'est une graisse fluide, riche en oléine, et en principes phosphorés organiques.

Les *substances minérales* sont mieux représentées que dans la viande ; le phosphore y est prédominant et le poisson peut être placé parmi les aliments de rephosphatisation ; la chaux, la magnésie sont peu élevées, le fer presque absent.

Le chlorure de sodium, très rare chez les poissons de rivière, est presque dix fois plus abondant chez les poissons de mer.

Modes de préparation.

Le poisson se mange frit, rôti ou bouilli avec ou sans sauce ; la friture, les sauces blanches, mayonnaise, ont l'avantage de lui redonner la graisse qui lui manque, mais le rendent un peu plus lourd à l'estomac. Les dyspeptiques doivent préférer le poisson au court bouillon, parfois au vin blanc, ou, s'ils le prennent légèrement frit, il leur faut laisser toute la friture dans leur assiette. L'habitude de servir le poisson avec des pommes de terre est très rationnelle puisqu'elle supplée à l'absence d'hydrates de carbone.

Répercussions.

a). Digestive. Les poissons maigres possèdent une chair ténue et délicate, d'une digestion facile, qui séjourne peu dans l'estomac et ne l'excite pas davantage. Au niveau de l'intestin, l'absorption est presque complète. Ils paraissent moins favoriser les fermentations que la chair musculaire, mais à condition d'être absolument frais.

Cette question de la fraîcheur du poisson est d'une haute importance : c'est la qualité essentielle d'où dépendent pour une bonne part les propriétés diététiques, et dans presque tous les cas où le poisson tant soit peu altéré est contre-indiqué, tout à fait frais il n'a plus d'inconvénients. La putréfaction se produit malheureusement avec une rapidité inouïe, inconnue pour les autres aliments, si nous exceptons les coquillages ; l'été, elle ne demande que quelques heures. Le voyage dans la glace n'est qu'un palliatif qui ne sert le plus souvent qu'à masquer l'odeur ; en outre, il se produit une sorte de macération dans l'eau glacée qui rend la chair encore plus altérable, dès qu'elle est exposée à l'air. De sorte qu'on peut dire que pratiquement en dehors des ports de de mer, il est impossible d'avoir du poisson vraiment frais l'été.

Le danger est d'autant plus grand, que l'odeur ne révéle que les putréfactions avancées, et non les modifications du début.

b). Générale. Elle se différencie fort peu de celle de la viande, puisqu'il s'agit également d'un aliment surtout azoté ; pourtant la rareté des purines le rend moins excitant pour le cœur et les vaisseaux, comme pour l'organisme dans son ensemble.

Signalons que certains poissons des lacs et surtout des lacs de Genève et d'Annecy peuvent provoquer l'infection par le botriocephalus latus.

c). Eliminatoire. Comme pour l'intestin, tout dépend de l'état de conservation. Bien frais, c'est un aliment peu toxique pour la glande rénale ; altéré, il la fatigue et peut lui devenir dangereux.

Indications et contre-indications.

Le poisson constitue pour tout le monde une nourriture excellente, possédant les avantages de la viande presque sans en avoir les inconvénients. Pourtant au point de vue de l'alimentation populaire, le poisson maigre doit céder la place au poisson gras beaucoup plus nourrissant ; mais le premier retrouve sa supériorité dans la plupart des cas pathologiques.

C'est ainsi qu'il convient parfaitement aux *dyspeptiques*, hypo ou hyperchlorhydriques ; chez ceux-ci, il est indiqué de le donner avant la viande pour ménager la transition entre le régime lacté et le régime ordinaire. Il doit naturellement être préparé sans beurre ni graisse chauds, et surtout être absolument frais ; nous connaissons une dyspeptique qui ne peut digérer le poisson à Paris, et le tolère parfaitement au bord de la mer. Dans les troubles *intestinaux*, et sous les mêmes réserves, il est mieux toléré que la viande.

Il plaît encore à l'estomac débile des *convalescents*, auxquels sa richesse en phosphore et en principes minéraux, le rend fort utile.

Chez les *arthritiques*, les *obèses*, on a tout intérêt à l'employer pour varier le régime et réagir contre les abus carnés.

Dans l'*albuminurie*, il est en général plutôt considéré comme nuisible. Teissier regarde même comme un bon critérium de guérison le fait de pouvoir ingérer du poisson sans que l'albumine augmente, ou réapparaisse, Mais il ajoute que cette nocivité est due à ce qu'il n'est jamais frais ; et ainsi s'expliquerait l'opinion tout à fait contradictoire de Daremberg qui considère le poisson absolument frais non seulement comme inoffensif, mais encore comme utile aux albuminuriques et pouvant amener de véritables guérisons.

Nous estimons de même que les *eczémateux* n'ont rien à craindre de poissons maigres récemment pêchés.

***

POISSONS GRAS

Alose, anguille de rivière, hareng, maquereau, saumon, thon à l huile, rouget, turbot.

Albumine......	18,50		
Graisse.........	11,50	Purines....	0,13 (saumon)
Hydrocarb.....	0	Cl....	0,07 (poissons de rivière)
Cendres........	0,87	Cl.........	0,50 (poissons de mer).

Calories utilisables = 169.

Leur teneur en graisse reste encore inférieure à celle de la viande, oscillant entre 5 et 13, sauf pour l'anguille, où elle atteint 26 p. 100. Cette graisse est variable non seulement suivant les espèces, mais encore suivant la saison pour une même espèce.

Par comparaison avec les poissons maigres, ils sont sensiblement plus nourrissants, aussi azotés, moins riches en principes minéraux et beaucoup plus riches en bases puriques.

Il n'est pas étonnant que cette sorte de poissons soient plus lourds à l'estomac, d'autant plus que leur chair est en général ferme et compacte. Même à l'état frais, ils exposent plus facilement aux fermentations gastriques et intestinales. Tous ces inconvénients sont souvent augmentés par les sauces grasses avec lesquelles on les prépare.

Quant à leur répercussion, sur la nutrition, sur le système circulatoire et rénal, elle est tout entière dominée par la richesse en purines qui les rend presque analogues à la viande. Signalons la nocivité spéciale de l'anguille, le sérum frais d'anguille étant normalement toxique pour le rein.

Ces importantes différences font que les poissons gras sont contre-indiqués dans presque tous les cas où conviennent les poissons maigres. Qu'il s'agisse de *dyspeptiques*, gastriques ou intestinaux, d'*arthritiques* ou d'*obèses*, de *cardiaques* ou de *brightiques*, d'*eczémateux*, leur usage est plutôt nuisible. On peut ajouter à la liste les *hépatiques*, les *uricémiques*, *goutteux*, *lithiasiques*.

Il est par contre quelques cas où ils se montrent supérieurs. C'est d'abord pour l'alimentation de l'homme normal et surtout pour celle du peuple : avec le collier de bœuf qui est un morceau de 5ᶜ catégorie, le gramme d'azote coûte 0 fr. 60, et 100 calories 0 fr. 85 ; avec le hareng frais, les prix sont respectivement de 0 fr. 37 et 0 fr. 49. Le poisson gras est d'ailleurs le seul aliment complet, c'est-à-dire le seul qui suffise à faire tous les frais de la nourriture de certains peuples (Esquimaux).

Dans le *diabète*, il rend grand service par sa valeur nutritive et l'absence d'hydrates de carbone ; on tiendra compte, bien entendu des complications qui pourraient en contre-indiquer l'emploi.

Il doit enfin figurer souvent sur la table du *tuberculeux*. Le poisson froid à la mayonnaise, la sardine à l'huile écrasée avec du beurre et des œufs durs sont des aliments très nourrissants, riches en graisse et que l'estomac supporte bien même l'été.

CRUSTACÉS ET COQUILLAGES

Les crustacés, les mollusques, les coquillages n'occupent, et à juste titre, qu'une place très secondaire dans notre alimentation ; aussi serons-nous brefs sur cette variété de nourriture rarement utile et souvent nuisible.

Albumine	Graisse	Hydroc.	Cendres	Cal.	utilisables
CREVETTE.	25 83	1.57	0	3.32	128
ECREVISSE.	15.30	0,46	0	1,01	71
HOMARD.	18,85	1,01	0	1,85	92
(de conserve)					
HUITRE.	9,71	1,11	0	1,62	53
MOULE.	13,60	1,09	0	1,20	70

On voit qu'ils rentrent encore dans la catégorie des aliments riches en azote, surtout la crevette. Les bases xanthiques sont assez abondantes, notamment chez l'écrevisse et l'escargot. La graisse y est peu représentée (homard). Ce sont, en revanche, des aliments fortement minéralisés; mais il faut se rappeler que le chlorure de sodium s'y trouve en proportion dominante, ce qui diminue l'importance de cette minéralisation.

Nous ne ferons que mentionner les *escargots*, dont certains pays font une grande consommation. C'est une chair lourde, indigeste, qui demande à être relevée de sauces épicées, excitantes de l'estomac. Interdits à tous les malades, ils ne présentent aucun avantage pour les bien portants.

Le *homard*, l'*écrevisse*, ont eux aussi une chair lourde et compacte, difficile à digérer ; ce sont des excitants, et ce sont en plus des toxiques, capables d'amener des éruptions, de l'urticaire, des vomissements et de la diarrhée. Ils sont donc formellement interdit aux *dyspeptiques*, aux *cardiaques* et aux *brightiques*, aux *arthritiques* et aux *eczémateux*.

La *crevette* est moins dangereuse ; sa chair délicate, riche en substances minérales notamment en phosphore, son goût fin et relevé en justifient l'emploi, surtout l'été, pour stimuler les appétits paresseux ; elle a encore l'avantage de pouvoir être consommée sans sauce, ni addition fâcheuse. On l'interdira pourtant aux *cardiaques*, *brightiques*, *eczémateux;* les *dyspeptiques*, les *arthritiques* ne l'emploieront que de loin en loin. Mais dans l'*anémie*, la *convalescence*, la *tuberculose*, son emploi est parfaitement justifié.

Les *huîtres* et les *moules* se ressemblent par un certain nombre de caractères, si bien qu'on a pu appeler la moule l'huître du pauvre. Moins azotée, leur chair est infiniment plus légère et facile à digérer ; elle n'apporte à l'estomac qu'une excitation utile et sans fatigue ; Gautier les considère comme de véritables condiments. Elles n'ont sur l'organisme en général et sur le rein en partilier, qu'une répercussion favorable, et pourtant les unes comme les autres ne sont pas des aliments sans inconvénients, puisqu'elles nous exposent facilement à un double danger d'intoxication et d'infection.

Les accidents toxiques, qui se manifestent comme pour les viandes avariées par de l'intolérance gastro-intestinale, des éruptions, de la céphalée, sont aussi fréquents avec les moules qu'avec les huîtres ; leur pathogénie a été bien étudiée chez ces dernières. Ils sont dus à l'altération du liquide de l'huître, véritable liquide organique vivant ; comme pour le poisson, l'altération est excessivement rapide, et d'autant plus que la température est plus élevée ; la toxicité augmente dans les mêmes proportions. 20 heures après la sortie de la mer, il faut 44 c.c. par kilogramme d'animal pour tuer le lapin ; après deux jours à 18°, il ne faut plus que 14 c.c., et après trois jours à 25°, plus que 6 c.c. (Baylac).

On comprend ainsi l'antique précepte qui conseille de s'abstenir d'huîtres pendant les mois sans r, mai à août, qui sont aussi les mois de chaleur.

L'infection, qui paraît être plutôt le fait des huîtres que des moules, est due à la présence de microbes pathogènes ; on a trouvé dans certains liquides d'huîtres des colibacilles, bacilles d'Eberth, et même vibrions cholériques ; et il existe des observations indéniables où les maladies correspondantes ont suivi l'ingestion de ces mollusques. Ces accidents proviennent de la mauvaise situation des parcs à huîtres, qui se trouvent souvent placés à l'endroit où les eaux d'égoût viennent se jeter dans la mer. Maintenant que l'attention est attirée de ce côté et qu'on va procéder à une visite sanitaire des parcs à huîtres, nul doute que ce danger ne soit bientôt écarté. Mais le premier persiste et doit toujours être pris en considération.

Moules et huîtres seront interdites à tous ceux dont l'intestin, le rein ou la peau fonctionnent mal. Leur valeur peptogène, leur richesse en substances minérales, et notamment en métalloïdes rares, iode, brome, seront utilisés pour remonter les organismes affaiblis : *convalescents*, *débilités*, *cancéreux*, *tuberculeux* ; elles conviennent encore aux *dyspeptiques*, notamment aux hyperchlorhydriques, et aux *glycosuriques* pour lesquels elles auraient, d'après Bouchardat, une certaine valeur thérapeutique.

LAIT

Avec le lait nous voyons apparaître un nouveau principe alimentaire, le plus important de tous au moins par la quantité : c'est l'hydrate de carbone qui manquait complètement ou presque aux aliments déjà étudiés. Par suite de la présence de ce nouvel élément, le lait se trouve former une transition toute naturelle entre le régime carné, uniquement composé d'albumine et de graisse, et le régime végétarien, où la graisse disparaît presque, où l'azote diminue pour laisser la première place aux hydrocarbonés. C'est encore à lui que le lait doit d'être un aliment complet, au moins pendant les premiers mois de la vie ; plus tard, la mauvaise proportion de ses principes constitutifs, l'insuffisance de certains corps minéraux l'empêchent de rester adéquat aux besoins de l'organisme, et si le régime lacté absolu doit parfois être imposé à l'adulte, ce n'est jamais sans quelques inconvénients.

Le lait qui a dû être, après les fruits, un des premiers aliments de l'espèce humaine, a tenu partout et toujours une place énorme dans l'alimentation.

Au point de vue médical, son importance est plus grande encore : sa haute valeur diététique et thérapeutique, qu'il agisse par lui-même ou par ses dérivés, les maladies dont il peut être le véhicule ou l'occasion, soulèvent une quantité de problèmes qui intéressent non seulement le médecin, mais encore l'hygiéniste et le sociologue.

*
* *

Composition et valeur alimentaire.

La composition du lait est fort variable, non seulement avec chaque espèce, mais encore dans une même espèce suivant l'âge, la période de la lactation, la nourriture de l'animal, l'état de santé, ou de maladie. On peut pourtant pour chaque espèce, donner une composition moyenne, résultat d'un grand nombre d'analyses, et faisant bien ressortir les caractères propres à chaque variété de lait.

LAIT DE VACHE

Albumine	3,28 (1)		
Graisse	3,48	Cl.	0,15
Hydrocarb.	4,82	Purines	0,006
Cendres	0,53		

Sa densité est d'environ 1032, mais ne présente

(1) Ces chiffres sont un peu inférieurs à ceux qu'on donne d'habitude : mais nous rappelons qu'ils ont trait aux substances digérées.

aucune fixité qui permette de l'utiliser dans la recherche des falsifications.

« Le lait est essentiellement formé d'un plasma opalescent, dans lequel sont tenus en suspension des myriades de globules butyreux de diamètre variant de 1/100 à 1/1000 de millimètre ; ce plasma tient en dissolution plus ou moins complète des substances albuminoïdes, un sucre spécial et différents sels.

« Les corps en suspension dans le plasma du lait sont de deux espèces : 1° des globules de beurre qui paraissent formés d'une très mince enveloppe extensible de nature protéique, entourant une gouttelette de corps gras ; le lait en contient environ 1.500.000 par millimètre cube ; 2° de fines granulations de phosphates, unies à un corps albuminoïde nucléinique spécial » (Gautier).

Les *albumines* du plasma, qui varient de 1,5 à 5,5 p. 100, sont la caséine et la lactalbumine. La première se trouve à l'état de demi-dissolution ; le ferment-lab ou présure de l'estomac, les acides la précipitent en un caillot ou caséum, d'autant plus compact que l'acide est plus fort ; cette coagulation comme celle du sang est facilitée par l'addition de sels de chaux. Le caséum se peptonise sous l'influence de la pepsine, et laisse un résidu inattaquable formé de nucléines et paranucléines phosphorées.

La lactalbumine, moins abondante, reste dans le

sérum après caséification et ne coagule que par la chaleur.

Le *beurre* forme la substance la plus spéciale du lait, et exerce sur sa valeur alimentaire une influence prépondérante. Aussi dans certaines grandes administrations, et notamment dans les hôpitaux parisiens, on paie le lait d'après sa richesse en beurre. Celle-ci est d'ailleurs éminemment variable puisque, en dehors de toute falsification, elle peut osciller entre 30 et 82 grammes par litre.

Il résulte de la coalescence des corps gras inclus dans les globules butyreux. Pour l'obtenir, on laisse reposer le lait, qui se couvre d'une pellicule ou crème presque uniquement formée de ces globules. Cette crème est recueillie et « barattée », opération qui a pour but de rompre les enveloppes d'albumine et de permettre l'agglutination des masses de beurre entre elles. Le lait *écrémé*, plus pauvre en graisse, est encore très suffisant pour la consommation ; c'est d'ailleurs le seul qu'on vende dans les grandes villes ; bien plus, cette habitude commerciale, légèrement préjudiciable aux bien portants, est favorable à nombre de malades qui supportent mieux le lait écrémé. Quant au résidu du barattage ou *babeurre*, il possède des propriétés thérapeutiques sur lesquelles nous reviendrons plus loin.

Le troisième élément nutritif du lait est un hydrate de carbone, la *lactose* ou sucre de lait. C'est un bihexose, surtout connu pour ses propriétés diurétiques, et qui chez le diabétique peut donner de la glucose. Les oscillations en sont un peu moins accentuées ; il varie entre 3 gr. 50 et 5 gr. pour 100.

Les *principes minéraux* sont relativement abondants ,formant presque le vingtième de l'extrait sec; mais leur absorption intestinale est défectueuse : tandis qu'elle atteint 98,8 pour l'albumine, 91,5 pour le beurre, 100 pour la lactose, 33,8 des cendres chez l'enfant, et 49,6 chez l'adulte restent inutilisées. Il s'ensuit qu'on ne peut ranger le lait parmi les aliments très minéralisateurs.

Deux éléments y sont prédominants : la chaux et le phosphore. La première atteint le chiffre élevé de 1 gr.60 par litre. et bien qu'elle soit fort mal absorbée, se trouvant surtout à l'état de phosphate de chaux peu soluble, bien que chez l'enfant les trois quarts soient rejetés, le lait n'en reste pas moins un des principaux vecteurs de la chaux alimentaire.

Le phosphore, fort abondant lui aussi, se trouve sous plusieurs états de valeur physiologique bien différente : une partie enveloppe la caséine sous forme de phosphate de chaux, ou lui est incorporée sous forme de nucléine ; une deuxième partie est à l'état de lécithines analogues à celles de l'œuf et qui atteignent en moyenne 1 gr. par litre ; le reste est à l'état d'acide phosphocarnique ou nucléone.

Gautier insiste sur le rôle de cet acide phosphocarnique qui paraît être le principal agent d'assimilation du phosphore, de la chaux et du fer pour l'économie, et dont le lait de vache est malheureusement peu fourni : le phosphore à l'état de nucléone ne dépasse pas 6 p. 100 du phosphore total.

Il importe de signaler que l'absorption du phosphore déjà défectueuse avec le lait cru l'est plus encore avec le lait soumis à une ébullition prolongée, celle-ci dissociant une partie des lécithines avec production de phosphates. Comme aliment phosphoré le lait n'a qu'une valeur assez médiocre.

Les autres éléments minéraux sont peu représentés : la magnésie est rare, le chlorure de sodium varie autour de 1 gr. 50 par litre, le fer aux environs de 0 gr. 004.

Le lait qui est essentiellement un aliment vivant contient un certain nombre de ferments diastasiques : oxydases, ferments, solubilisant la caséine. hydrolysant l'amidon. Leur étude est entourée de difficultés, mais leur utilité paraît certaine au moins pour le nourrisson.

LAIT DE FEMME

Albumine	1,84	(=)	
Graisses	3,52	(+)	Cl 0,05
Hydrocarb.	6.11	(+)	
Cendres	0,23	(—)	

Calories utilisables = 66

Sa composition change peu jusque vers **30 ans;**

plus tard, il est moins minéralisé. L'alimentation surabondante augmente surtout le beurre et le sucre ; insuffisante, elle diminue la caséine et le beurre. L'azote baisse dans le courant de la lactation : beurre et lactose ne varient guère.

En dehors des changements de proportion dans la répartition de l'azote, et des corps ternaires, que nous avons indiqués par les signes + et —, le lait de femme se différencie du lait de vache par certaines qualités qui expliquent bien sa supériorité pour le nourrisson.

1º *La caséine se précipite en flocons beaucoup plus fins et grenus* ; sa digestion ne laisse aucun résidu nucléinique.

2º *l'absorption des minéraux y est très supérieure;* elle atteint 80 p. 100 pour l'ensemble des cendres, 60 p. 100 pour la chaux et 92 p. 100 pour le phosphore. (Michel et Perret).

3º *Le phosphore s'y trouve surtout à l'état organique* ; le tableau suivant où le phosphore est rapporté au litre fait bien ressortir la différence.

	PHOSPHORE ORGANIQUE.	PHOSPHATE DE LA CASÉINE.
Lait de femme	0,320	0,132
Lait de vache	0,180	0,580

4º Enfin, bien qu'on n'ait pu jusqu'à présent en démontrer l'existence, les faits cliniques obligent à admettre la présence dans le lait de femme de *ferments spécifiques* qui facilitent non seulement la digestion et l'absorption, mais encore l'assimilation et la fixation des matériaux dans l'organisme. Il est probable même que leur spécificité est encore plus étroite, et que c'est grâce à eux que le lait de la mère est celui qui convient le mieux à l'enfant.

LAIT D'ANESSE

Albumine	1,79
Graisses	1,30
Hydrocarb.	6,07
Cendres	0,35
Calories utilisables = 44	

C'est lui qui se rapproche le plus du lait de femme ; il est d'une digestion très facile ; la caséine se précipite en fins flocons et ne laisse aucun résidu nucléinique.

C'est un aliment très précieux pour certains estomacs particulièrement irritables ou délabrés. Il n'a qu'un inconvénient : sa très grande altérabilité qui oblige à le boire presque sitôt tiré ; on peut pourtant le garder quelques heures en lieu frais, et au moment de le boire le réchauffer doucement, sans dépasser 38°.

Le lait de jument, qu'on se procure difficilement dans nos régions, a presque la même composition et les mêmes qualités : il est surtout employé sous forme de koumys (voir plus loin).

LAIT DE CHÈVRE

Il se fait remarquer par sa richesse en caséine, en beurre, et surtout en principes minéraux, ; à ces trois points de vue, il dépasse le lait de vache.

*
* *

PRÉPARATIONS ET MODES D'EMPLOI.

Boire le lait cru a longtemps été le mode de consommation le plus naturel et le moins coûteux. Il a fallu les « bienfaits » de la civilisation actuelle, l'agglomération dans les villes et ses funestes conséquences pour qu'on en soit arrivé à considérer le lait cru comme un danger et à en rejeter absolument l'emploi.

Le danger est double et menace à la fois le tube digestif et l'organisme en entier.

C'est surtout chez l'enfant en bas-âge, que les voies digestives ont tout à redouter, l'été surtout, de l'usage du lait cru. Le lait n'est jamais stérile : les pis de la vache toujours souillés par les matières constituent une première cause de contamination, aggravée par toutes les manipulations qu'il subit entre la ferme et la table du citadin. L'hiver, l'inconvénient n'est que minime; mais en été, la chaleur hâte la pullulation microbienne, les fermentations se produisent aux dépens de la caséine qui donnent naissance aux ptomaïnes ; ainsi chargé de toxines et de microbes, le lait cru devient le plus terrible facteur d'entérite, le plus grand tueur d'enfants que l'on connaisse. Ces notions commencent heureusement à se répandre dans le peuple ; et à mesure que se généralise l'usage du lait bouilli, on voit diminuer dans les villes la mortalité par diarrhée infantile. Les consultations de nourrissons, cette belle œuvre à laquelle le professeur Budin avait consacré sa vie, ont contribué puissamment à ce glorieux résultat (1).

L'infection qui frappe d'abord le tube digestif, peut aller plus loin et atteindre l'organisme ; à côté des microbes ordinaires, le lait peut être contaminé par les microbes spécifiques de la diphtérie, de la fièvre typhoïde, mais c'est surtout la présence du bacille de Koch qui constitue le gros danger. Il est prouvé à l'heure actuelle, que le bacille bovin peut être pathogène pour l'homme ; qu'il se trouve très fréquemment dans le lait, et que les mesures sanitaires, inspection des étables, surveillance des vaches par la tuberculine, sont impuissantes jusqu'ici à empêcher la contamination ; enfin que l'intestin, même sain, peut servir de porte d'entrée à la tuberculose. Alors même que la clinique se trouve impuissante à reconnaî-

(1) Voir Maygrier. — Les consultations de nourrissons. Paris 1906.

tre l'origine intestinale lorsque l'infection a déjà atteint le poumon, ces constatations sont suffisantes pour que l'usage du lait cru soit formellement interdit.

La stérilisation du lait s'impose donc: comment la réaliser? Les procédés sont nombreux mais de valeur inégale.

La *pasteurisation*, ou chauffage à 70° prolongé pendant 20 à 30 minutes, est un bon procédé qui tue les principaux germes morbides, et modifie peu le lait ; mais elle exige des appareils difficiles à manier ; et la stérilisation n'étant pas complète, le lait ne peut se garder longtemps.

La *simple ébullition* à 100° pendant quelques minutes suffit à empêcher le lait de tourner, mais elle ne le débarrasse pas de tous ses germes ; on ne peut donc s'en contenter pour l'enfant en bas âge.

Il n'en est pas de même de l'ébullition, ou mieux du *chauffage à 100° au bain-marie prolongé pendant 15 à 20 minutes*. Cette fois tous les germes pathogènes sont détruits ; seules résistent quelques spores des ferments de caséine, la chose est sans importance. Ce procédé est donc le plus recommandable à domicile. On a d'ailleurs imaginé un certain nombre d'appareils pour faciliter la stérilisation et la conservation du lait à l'abri des germes ; un des plus pratiques est celui de Soxhlet, comportant autant de flacons de 100 c.c. que l'enfant doit prendre de biberons, et assurant le bouchage

automatique à l'aide d'un obturateur en caoutchouc que la pression atmosphérique tient appliqué contre la bouteille.

Avec le *chauffage à 110°* ou *112°*, pendant quelques minutes, nous arrivons aux procédés industriels ; cette fois les spores elles-mêmes sont détruites et le lait peut se conserver des semaines
et des mois. Il existe dans le commerce un grand
nombre de laits de ce genre : les uns n'ont subi
aucune addition, d'autres sont modifiés pour rapprocher leur composition de celle du lait de femme: laits féminisés, maternisés.

Dernièrement ,on a préconisé le lait *homogé-
néisé* : la préparation a pour but de diviser les
globules graisseux en particules infiniment petites,
afin d'empêcher la formation des grumeaux de
beurre qu'on trouve à la surface du lait stérilisé.

A cette liste déjà longue, nous devons ajouter
les *poudres de lait*, dont la préparation est délicate, mais qui aurait l'avantage de se garder beaucoup plus longtemps que les autres variétés. Si
leur valeur pour l'enfant est discutable, elles paraissent appeler à rendre de grands services aux
explorateurs et aux coloniaux.

Au point de vue spécial du nourrisson, toutes
les préparations industrielles ont des inconvénients
et on peut dire que plus le lait est travaillé et
s'éloigne de son état naturel, moins il convient à
l'enfant, non à cause des modifications de la
caséine, ou de la dissociation des lécithines, mais

par suite de la disparition des ferments. C'est là qu'il faut chercher l'explication des faits de *scorbut*, de *maladie de Barlow* consécutifs à l'usage exclusif du lait stérilisé. Il suffit d'ailleurs de faire le diagnostic pathogénique pour amener rapidement la cessation des accidents, soit en changeant l'alimentation, soit en ajoutant au lait des aliments frais, jus d'orange, jus de citron, purée de légumes.

Pour nous résumer, nous conclurons que :

Le lait de vache ne doit jamais être consommé cru ;

L'ébullition à domicile pendant 15 ou 20° est encore le meilleur mode de stérilisation ;

Les préparations industrielles, excellentes pour l'adulte, doivent chez le petit enfant être additionnées d'un peu de jus d'orange et de citron.

Nous croyons inutile d'insister sur les associations culinaires si nombreuses, dans lesquelles entre le lait ; la plupart sont excellentes, quelques-unes deviennent par le fait d'une digestion un peu plus difficile. Les arthritiques n'oublieront pas que l'addition de lait augmente singulièrement la valeur nutritive de certains plats.

*
* *

FALSIFICATIONS

Tout le monde sait combien il est difficile dans les

grandes villes d'avoir un lait non seulement propre, mais même pur. Le coupage, l'addition de carbonate de chaux, de cervelles. etc., en font un liquide beaucoup moins nourrissant et parfois malsain.

Ces falsifications sont malheureusement difficiles à dépister ; la recherche de la densité, l'analyse du beurre ne sont notamment d'aucune utilité à cause de l'ampleur des oscillations normales. Sans entrer plus avant dans la question, contentons nous de signaler *l'analyse cryoscopique* qui paraît constituer un excellent moyen de contrôle.

Le lait pur a pour point de congélation — 0°,53. C'est un chiffre fixe quelle que soit la proportion des différents éléments, l'âge ou la nourriture de la vache, etc. Tout écart constaté par le thermomètre cryoscopique accuse donc une falsification quelconque. Ce procédé de surveillance, qui demande peu de temps et un matériel en somme peu coûteux, mérite d'être pris en considération dans toutes les agglomérations tant soit peu importantes.

** * **

RÉPERCUSSIONS

a). *Digestive.* De tous les aliments, le lait est celui qui demande le moins de travail aux glandes digestives, qui leur apporte le minimum d'excitation. Les faits cliniques comme les recherches de laboratoire concordent dans ce sens. C'est surtout Pawlow qui a bien étudié la répercussion du lait sur les sécrétions digestives. Au niveau de l'estomac, pour une égale quantité d'albumine, il provoque une sécrétion chlorhydro-peptique inférieure à celle de la viande, très inférieure à celle du pain. Dans le duodénum, pour une même quantité de graisse la sécrétion de stéapsine est moindre qu'avec la viande, pour une même quantité d'hydrates de carbone la sécrétion amylolytique est moins forte qu'avec le pain.

L'étude des échanges azotés a encore permis au même auteur de montrer combien les frais d'exploitation digestive du lait sont peu élevés ; un repas de pain amène chez le chien dans les heures qui suivent une énorme élévation de l'azote urinaire ; avec un repas de lait de même teneur azotée, l'augmentation constatée est près de trois fois moindre ; l'ingestion azotée étant restée la même, cette différence ne peut tenir qu'à la différence du travail digestif, considérable dans le premier cas, minime dans le second.

Le lait retentit encore, et d'une façon également bienfaisante sur la flore intestinale et les fermentations qu'elle provoque : c'est un antiseptique et un antitoxique ; mais il faut ici apporter une restriction nécessaire pour expliquer la complexité des faits cliniques. Cette influence bienfaisante ne peut s'exercer que si le fonctionnement digestif est normal et le lait bien digéré. Dans ces conditions, le régime lacté fait tomber en cinq jours la flore intestinale de 67.000 à 2.500 par mmc. (Gilbert et Dominici). Le passage du régime carné au régime lacté s'accompagne d'une importante diminution des sulfo-éthers urinaires. Rapide digestion de la caséine, action antiseptique des acides lactique, succinique, qui dérivent de la lactose, telle est la double explication du phénomène.

Mais que le lait soit mal digéré, que l'intestin surtout soit infecté, et la caséine va devenir la proie des bacilles protéolytiques, favoriser leur pullulation, et fermenter en donnant lieu à des toxines redoutables; ainsi s'expliquent les faits si nombreux d'entérite où l'ingestion de lait s'accompagne d'une aggravation notable des symptômes, alors que ceux-ci se calment avec sa suppression.

b) Générale. L'influence du régime lacté sur l'organisme est du même ordre : l'absence d'excitation en est la principale caractéristique. De là vient ce sentiment de faiblesse si fréquent chez les malades qui ne prennent que du lait : ils ne souffrent pas par manque de calories, mais par manque d'excitant.

Tous les organes bénéficient de l'action reposante du lait, le système nerveux, comme la glande hépatique, comme bien probablement aussi toutes les glandes vasculaires sanguines.

Mais elle intéresse surtout le cœur et le système vasculaire. Le lait est le premier des hypotensifs. Sa pauvreté en chlorure de sodium, l'absence des corps xanthiques, les caractères mêmes de son albumine qui paraît une des moins toxiques, tout concourt à cette action. Il supprime les toxines en circulation, neutralise la vaso-constriction et l'hypertension qui en est la conséquence, soulage le travail du cœur. Sa facilité de digestion elle-même est favorable au fonctionnement cardiaque ; toute digestion fatigue le cœur : avec le lait cette fatigue est réduite au minimum.

c). Eliminatoire. Le rein n'est pas moins profondément et favorablement influencé. Antitoxique, riche en lactose, pauvre en chlorure, le lait est un admirable diurétique ; le cas est banal des brightiques oliguriques chez qui le régime lacté amorce une diurèse de 3 et 4 litres.

Reposant et antiseptique pour le tube digestif, antitoxique et hypotensif pour l'ensemble de l'organisme, diurétique pour la glande rénale, le lait se trouve ainsi constituer un agent thérapeutique de premier ordre. Mais ces propriétés, il ne les possède qu'à condition d'être appliqué quand il faut et comme il faut. Le régime lacté absolu demande un certain nombre de précautions sur lesquelles il nous semble utile d'insister quelque peu.

**

DU RÉGIME LACTÉ ABSOLU

Le médecin ne doit pas se contenter de prescr

crire à son malade de ne boire que du lait ; il lui faut compléter son ordonnance par une série de recommandations souvent trop négligées pourtant nécessaire si l'on veut que celle-ci ait son plein effet. Elles ont pour but de remédier à la mauvaise répartition des principes alimentaires dans le lait, et surtout de veiller à sa bonne digestion.

1o Nous avons vu que chez l'adulte, la proportion idéale était la suivante :

Albumine.	18,1
Graisses,	10,4
Hydrates de carbone.	71,5

Le lait s'en écarte notablement, puisque les proportions y sont :

Albumine.	28
Graisses.	30
Hydrates de carbone.	42

C'est un aliment trop gras et surtout trop pauvre en hydrocarbonés.

On remédiera au premier inconvénient en utilisant le lait bouilli ou écrémé, surtout chez les hépatiques ; au second en sucrant le lait, soit avec sucre ordinaire, soit avec de la lactose lorsque la diurèse laisse à désirer.

On se trouve également bien de faire prendre en même temps que le lait quelques biscuits secs, dont l'emploi n'est presque jamais contre-indiqué.

Ces pratiques, fort agréables au malade, permettent en outre de diminuer la quantité de liquide à absorber.

En lait pur, il faut trois litres pour fournir la ration alimentaire du malade.

$$670 \times 3 = 2.010 \text{ cal.}$$

Additionnés de 50 grammes de sucre par litre (10 morceaux), et de 80 grammes de biscuits secs, il suffit de deux litres pour donner :

$$670 \times 2 + 400 \times 0{,}80 + 397) = 2.057 \text{ cal.}$$

Les proportions sont meilleures et la ration supérieure.

On peut encore additionner le lait d'une décoction de farine de céréales, par exemple d'un mucilage d'orge ou de gruau en quantités variables suivant les malades.

2o Même ainsi le lait est souvent mal toléré par les malades, et donne lieu à des accidents de fermentations gastriques, de diarrhée ou de constipation, bien souvent imputables au médecin, qui n'est pas assez entré dans les détails.

La température n'a que peu d'importance : une fois bouilli, le lait peut être bu chaud, tiède, ou froid suivant les préférences du malade ; mais la façon de le prendre exerce sur la digestibilité une influence qu'on ne doit jamais oublier.

Pour être bien digéré, le lait doit être bu lentement et par petites quantités ; sans quoi il forme de gros flocons et fermente. On espacera donc les prises de lait ; les deux litres seront pris en 6 ou

7 fois ; par exemple, en 6 prises de 350 grammes toutes les 3 heures, ou 7 prises de 300 grammes toutes les 2 heures et demie ; ce qui laisse environ 7 heures pour le repos nocturne. Et encore ces quantités doivent être absorbées très lentement, par cuillerées à bouche, en un quart d'heure environ. Il faut manger le lait et non le boire ; il faut même le mâcher, pour produire la sécrétion salivaire utile à la digestion de la lactose ; c'est dans ce but, qu'il est très utile d'ajouter au lait des biscuits secs, des breakfeasts, ou, comme le propose Monteuuis, un peu de chapelure.

3° Le dégoût, que provoque facilement ce breuvage fade et monotone, constitue un autre obstacle à sa bonne digestion, à son assimilation; le médecin aurait tort de se montrer inflexible, s'appuyant sur l'énergie du malade ou la rigueur de l'entourage ; il vaut mieux parfumer quelque peu les tasses avec un peu de thé, de café, de cognac même, s'il n'y a pas contre-indication, ou encore à la vanille, au caramel, à la fleur d'oranger, etc.

4° Mais le gros écueil à l'application du régime lacté, c'est l'hyperacidité gastrique qui précipite brusquement la caséine en un caillot compact, volumineux et laissant peu de prise à l'attaque digestive. Cette hyperacidité est efficacement combattue par l'eau de Vichy, l'eau de Vals ; le carbonate de chaux, l'eau de chaux modifient encore plus heureusement le mode de précipitation. Quant au ferment-lab en poudre, dont l'emploi a été ré-cemment préconisé, il est plus rarement indiqué.

5° Enfin, dernière précaution, surtout indispensable chez les infectés et les cachectiques, chaque prise sera suivie d'un lavage minutieux de la bouche et des gencives avec un pinceau imbibé d'eau de Vichy ; c'est la seule façon d'empêcher la stagnation de particules de lait qui subiraient la fermentation lactique et faciliteraient l'apparition du muguet.

INDICATIONS ET CONTRE-INDICATIONS

De l'emploi du lait chez l'enfant. Nous ne ferons que rappeler ici succinctement les principales règles qui président à l'allaitement, renvoyant pour plus de détails aux livres spéciaux (1).

Rien ne vaut pour l'enfant l'allaitement au sein, et même l'allaitement maternel ; nous avons donné plus haut quelques-unes des raisons de cette supériorité. La durée moyenne de l'allaitement au sein est de 12 à 14 mois ; Marfan fixe à 10 et 18 mois l'époque minimum et maximum à laquelle peut être pratiqué le sevrage.

L'allaitement mixte, où la nourrice se fait aider

(1) Terrien. *Précis d'alimentation des jeunes enfants.*

en donnant quelques biberons, ne vaut certes pas l'allaitement au sein, mais il présente encore de nombreux avantages. La petite quantité de lait de femme absorbé fournit à l'enfant les ferments nécessaires, et si celui-ci tombe malade, on peut facilement ne donner que le sein pendant quelques jours. En présence d'insuffisance de la sécrétion lactée ou de fatigue générale, la mère doit donc toujours essayer l'allaitement mixte avant de recourir au sevrage complet.

Dans quelques endroits, les enfants sont élevés au lait de chèvre ; c'est une excellente pratique, très supérieure au biberon, mais rarement réalisable.

Elever un enfant au lait de vache constitue, surtout dans les grandes villes, une tâche difficile et qui nécessite beaucoup de précautions. Le lait bouilli, nous avons vu comment, doit les premiers jours être coupé de moitié d'eau et additionné d'un morceau de sucre ou mieux d'une cuillerée à café de lactose. La quantité d'eau diminue peu à peu et vers 8 mois on peut donner le lait pur.

Vers la même époque commence l'usage des bouillies sur lesquelles nous reviendrons plus loin. Mais pendant longtemps, le lait, qui est un excellent aliment de croissance, doit tenir une large place dans l'alimentation de l'enfant (1).

(1) On a rapporté dernièrement en Allemagne quelques cas de phosphaturie avec urines laiteuses chez l'enfant, où l'usage du lait paraissait nettement défavorable. L'état trouble de l'urine et

Pyrexies. Nutritif, facile à digérer, facilitant à la fois la tâche du cœur et celle du rein, le lait constitue un excellent aliment pour toutes les maladies aiguës, et c'est à juste titre qu'il forme la base du régime des fébricitants. Il y a souvent intérêt à employer le lait écrémé qui séjourne moins dans l'estomac et se digère mieux, comme aussi à additionner le lait de lactose dans les formes oliguriques, de cognac dans les états adynamiques, de mucilages d'orge et de gruau en cas de dénutrition intense.

Affections gastro-intestinales. Il fut un temps où l'on abusait du lait dans le traitement des dyspepsies ; il est pourtant loin de convenir à tous les cas ; son influence calmante est tantôt utile, tantôt nuisible, et il y a souvent à craindre sa facilité de fermentation.

L'usage du lait est excellent, d'une part dans les *grandes insuffisances gastriques*, le *cancer* en particulier, d'autre part dans les formes avec excitation intense, *ulcère* ou *grande hyperchlorhydrie* ; dans cette dernière, le régime lacté absolu est toujours à conseiller, et fait parfois des cures merveilleuses.

Le lait est plutôt à défendre, en partie, sinon complètement, dans les *atonies gastro-intestinales*, dans

les symptômes nerveux disparaissaient dès qu'on supprimait le régime lacté et reparaissaient avec lui. C'est par sa teneur en chaux que le lait est nuisible dans les cas de ce genre ; il s'agit en effet de *calciurie* plutôt que *phosphaturie* et tous les aliments très riches en chaux doivent être interdits.

les *grandes dilatations gastriques* et même pour Boas dans les *gastrites* et *gastro-entérites*, dans le cancer avec *processus inflammatoire*, dans certaines *névroses* (vomissements nerveux, rumination).

Pour le reste des cas, on en fera un usage modéré, l'employant surtout en potage ou mélangé à d'autres aliments. En tous cas, le lait ne sera jamais pris comme boisson, pendant le repas, ajouté aux autres aliments ; il ne fait alors que ralentir la digestion et favoriser les fermentations. « Pris seul, le lait est un antiseptique ; mélangé comme boisson à d'autres aliments, c'est un autotoxique ». (Pascault).

En thérapeutique *intestinale*, il faut être encore plus réservé sur l'emploi du lait qui devient nuisible, s'il n'est pas utile. Grâce à ses propriétés plutôt constipantes, à son absorption facile, il réussit bien en général dans les *diarrhées*, et surtout dans les diarrhées chroniques des pays chauds, dans la dysenterie aiguë ou chronique ; pourtant même dans ces cas, il y a parfois intérêt à substituer au lait le jus de viande ou la viande crue. Dans l'*entérite* de l'adulte, son action est déjà plus inconstante, et à côté des faits où il est bien toléré, il en est d'autres où il donne lieu aux fermentations et aux gaz. Combe de Lausanne est absolument opposé à l'emploi du lait dans l'inflammation de l'intestin. Chez l'enfant en bas-âge, l'entérite constitue une contre-indication absolue ; il suffit souvent de le supprimer pour voir s'amen-

der les accidents ; on ne doit y revenir que lentement et avec de grandes précautions.

Chez les *constipés*, les gros mangeurs avec stase
cæcale, on ne saurait en conseiller l'emploi toujours à cause du danger de fermentation. Dans
l'*entéro-colite*, il fera partie du régime mais en
petite quantité. Les *ptosiques* s'en trouvent plutôt
mal.

Affections du foie. Les indications en ont été
bien posées par A. Robin au dernier Congrès d'hygiène alimentaire. Il a montré que si le lait était
souvent utile par son action calmante et reposante
sur la glande hépatique, il pouvait aussi devenir
nuisible, par insuffisance de stimulation. Relèvent
du régime lacté : les *grandes insuffisances* du *cancer*, les *cirrhoses* au stade terminal, et les formes
avec *hyperhépatie, cirrhoses hypertrophiques biliaires, cirrhose de Laennec* à sa première période, *gros foies arthritiques, hépatites* des pays
chauds ; au contraire, les *petites insuffisances* des
cirrhoses à la seconde période se trouvent mieux
d'un régime plus excitant. Dans l'*ictère*, il faut ces-
ser le régime lacté absolu dès que la crise urinaire
est achevée. Pour la *lithiase*, Gilbert recommande
le lait écrêmé pris par petites quantités pour éviter
la migration des calculs; mais en dehors de cette
circonstance, le lait ne s'impose nullement.

Maladies du cœur et des vaisseaux. Son usage

est trop connu dans ces cas, pour que nous ayons
à y insister. Toute asystolie entraîne l'usage du régime lacté intégral ; et Huchard a montré que son
action bienfaisante s'étendait aux cardiopathies artérielles, aux hypertendus, aux artério-scléreux,
qu'ils en soient à la phase fonctionnelle ou à la
phase de lésions fixes. Ces malades ne peuvent, à
coup sûr, être mis au régime lacté définitif ; mais
des cures de quelques jours amenant tous les mois
un lavage des tissus et une décharge hypotensive
est pour beaucoup d'entre eux une condition de la
santé.

Néphrites. Comme pour le cœur, le lait est l'aliment héroïque des maladies du rein : antitoxique,
hypotensif et diurétique, il leur convient à tous
les titres. Les travaux récents de Widal et Javal
ont pourtant modifié quelque peu la question. Pour
ces auteurs, le lait agit surtout comme aliment
hypochloruré, soulageant le rein devenu imper-
méable aux chlorures, et comme il n'est pas difficile de trouver des aliments encore moins chloru-
rés, (farineux, pâtes, pain sans sel, et même viande);
ceux-ci remplaceront avantageusement celui-là
dans la diététique des brightiques. Ces conclusions
sont des plus intéressantes quand il s'agit de varier
le régime des malades ; mais elles ne doivent pas
faire perdre de vue les qualités spéciales de la lactose et de l'albumine du lait. Dans les néphrites aiguës, dans la petite ou la grande urémie, il faut

s'en tenir au régime lacté absolu, en ayant soin de le faire bien tolérer. Dans les formes hydropigènes, le lait ne sera plus qu'un des éléments importants du régime.

Nerveux. Calmant, antitoxique, richement phosphoré, le lait est pour tous ces malades un excellent aliment, d'autant plus indiqué qu'il y a plus tendance à l'agitation. On sait d'ailleurs qu'il est seul admis par Weir-Mitchell au début de la cure de la neurasthénie.

Cancer. Tuberculose. C'est par excellence un aliment de reconstitution et de suralimentation ; il est donc formellement indiqué dans tous les états de dénutrition dont ces deux maladies sont le prototype. Certains tuberculeux se trouvent bien d'absorber en dehors des repas un nombre plus ou moins considérable de tasses de lait; ce mode de suralimentation n'est applicable qu'aux malades qui ont gardé un tube digestif robuste.

Arthritisme. L'emploi du lait chez les arthritiques constitue une question des plus délicates, à laquelle on ne peut donner de solution absolue. Il est pourtant plutôt à redouter ; d'abord comme aliment de suralimentation, qui ajoute encore à la valeur alimentaire d'un régime déjà trop abondant ; et le danger est d'autant plus grand qu'étant donné sa bonne réputation, les malades croient bien faire d'en user largement. Il est encore à redouter, parce que beaucoup d'arthritiques ont un tube digestif atone, paresseux, incapable de digérer le lait, que celui-ci ne fait alors que favoriser les stases, les fermentations, la congestion intestinale dont ces malades sont victimes. Il existe pourtant des arthritiques qui se trouvent bien d'un régime fortement lacté, voire même de quelques jours de régime lacté intégral, précédés d'une purge évacuatrice.

Il faut, en résumé, tenir compte de la variété des faits cliniques, en se méfiant de la stase cæcale, et des fermentations intestinales, en se rappelant que le lait mal appliqué, ou mal digéré peut devenir la source d'une série d'accidents.

Les *goutteux*, *uricémiques*, ont évidemment tout à gagner à un aliment totalement dépourvu de corps puriques ; mais ils appartiennent trop étroitement à la famille arthritique, pour ne pas relever des restrictions ci-dessus énoncées.

Les *oxaluriques* doivent s'en méfier comme d'un aliment trop riche en chaux et trop pauvre en magnésie. (Klemperer).

Diabète. La tendance naturelle serait d'interdire le lait comme trop riche en lactose. Le sucre de lait est pourtant moins mal toléré que bien d'autres hydrates de carbone, et l'on a même vu des cas où le régime lacté a fait baisser le sucre. Aussi s'il est exagéré de préconiser, comme on l'a fait, le régime lacté dans le diabète, on se trouvera quel-

quefois bien d'en essayer. Il faut tâter la susceptibilité des malades, et en tous cas, ne pas se priver
de cette aide précieuse dans nombre de complications.

*
* *

DÉRIVÉS DU LAIT

Parmi les éléments du lait, les uns comme la caséine et le beurre sont surtout des aliments ; d'autres, comme la lactose, les sels, l'acide lactique
qui se développe si facilement, ont une véritable
valeur médicamenteuse. Tous les dérivés dont nous
avons à parler ont pour base de leur action thérapeutique l'importance prise par les seconds aux
dépens des premiers.

1° BABEURRE

ALBUMINE	GRAISSES	HYDROCARB	CENDRES
2,6	0,6	3,2	0,74

Calories utilisables = 29,

Il est constitué par le liquide restant après barattage de la crême du lait ou du lait lui-même
pour en extraire le beurre. C'est un lait qui a perdu
presque toute sa graisse et un peu de caséine ; la
lactose est restée, mais une petite partie a subi
la fermentation lactique.

Ces modifications en font un aliment admirable

dans les troubles gastro-intestinaux de l'enfance ;
l'absence de graisse le rend plus léger à l'estomac ; l'acide lactique et surtout la diminution de
la caséine s'opposent à la pullulation des germes
protéolytiques. Dans les *gastro-entérites aiguës*, **il**
se montre parfois inférieur, souvent supérieur **au**
bouillon de légume. D'après Rivet, le babeurre
est seul capable de ramener dans les fèces une
formule bactériologique analogue à celle de l'allaitement au sein.

Il a été aussi préconisé contre l'*eczéma* infantile (Lesné).

On peut, pour rendre le babeurre plus nutritif,
l'additionner de 80 à 90 grammes de sucre par litre,
et d'une cuillerée à soupe de farine ; faire cuire à
feu doux jusqu'à ébullition. On a ainsi un aliment
presque aussi nourrissant que le lait.

2° PETIT LAIT

ALBUMINE	GRAISSES	LACTOSE	AC. LACTIQUE	CENDRES
1	0,1	4,4	0,33	0,82

Le vrai petit lait provient de la coagulation
du lait par la présure, et n'est autre que le sérum
jaune clair exprimé par le caillot. C'est le petit
lait doux opposé au petit lait aigre qu'on obtient
en additionnant le lait d'acide tartrique. Il contient fort peu d'albumine, presque pas de graisse,
toute la lactose, dont une partie s'est transformée
en acide lactique, et tous les sels du lait à l'excep-

tion du phosphate de chaux qui est resté avec la caséine.

C'est un liquide peu nutritif, mais hautement diurétique et minéralisant ; il est en outre légèrement laxatif.

Les cures de petit lait sont très usitées en Allemagne, pour désintoxiquer l'organisme dans les cas de *goutte, lithiase,* affections *hépatiques* ou *gastro-intestinales.*

On ne doit guère dépasser la dose de 500 à 750 c.c. par jour, par prises de 150 c. c. espacées dans la matinée et l'après-midi.

3ᵉ KÉPHIR

ALBUMINE (1)	GRAISSES	LACTOSE	AC. LACTIQUE	ALCOOL	CENDRES
2,9	3,1	2,9	0,6	0,6	0,65

Calories utilisables = 55

Il résulte de la fermentation alcoolique et lactique du lait de vache ou de brebis, sous l'influence de deux ferments figurés : le saccharomyces mycoderma et le dipsora caucasia. Le képhir nous vient des montagnes du Caucase : le ferment, maintenant dans le commerce, se trouve sous forme de boulettes minuscules qui servent à ensemencer le lait. Il est difficile de bien réussir le képhir chez soi ; voici pourtant la façon de procéder : faire bouillir le lait, l'écrémer ; remplir aux trois quarts des bouteilles résistantes qu'on ensemence

(1) Ces chiffres se rapportent à un képhir gras de deux jours.

ensuite ; boucher solidement et mettre dans un endroit tiède ; agiter toutes les deux heures. La richesse en alcool et en acide lactique augmente avec la durée de la fermentation ; on emploie en général le képhir n° 2, qui a fermenté deux jours; le képhir d'un jour est plutôt laxatif, et celui de trois jours plutôt constipant.

Il est caractérisé par les propriétés suivantes :

1° Peptonisation d'une petite partie de la caséine;

2° Présence d'acide lactique qui agit comme antiseptique intestinal ;

3° Présence d'alcool et d'acide carbonique formés eux aussi aux dépens de la lactose et stimulants du processus digestif.

4° Abondance des diastases dont une partie provient des levures.

Par ses propriétés, le képhir agit à la fois :

sur l'estomac; c'est un aliment de haute digestibilité qui séjourne fort peu dans l'estomac, moins encore, s'il s'agit de képhir maigre préparé avec du lait écrêmé ; les expériences de Gilbert et Chassevant ont bien mis le fait en valeur :

Un litre de lait cru reste	7 heures dans l'estomac.
Un litre de lait écrémé et bouilli reste	5 heures.
Un litre de Képhir n° 2 gras —	4 heures 1/2
Un litre de Képhir n° 2 maigre —	3 heures 1/2

sur la nutrition qu'il accélère, relevant le taux de l'urée, diminuant l'acidité et l'acide urique. Il est en outre probable que par ses diastases il favorise l'assimilation, car nombre d'auteurs ont observé avec le képhir des engraissements qu'ils demandaient en vain à toute autre nourriture.

Il est donc spécialement indiqué :

pour nombre de *troubles gastriques* et *intestinaux* : dans l'*hypopepsie*, la *gastrite chronique*, l'*apepsie*, il facilite la digestion ; il calme souvent les vomissements de la *grossesse* ; au cours même du *cancer*, il peut amener de grandes améliorations (Martinet. Dans l'*entérite* chronique, la *dysenterie*, c'est un facteur d'assimilation intestinale. Sa richesse en acide et en alcool le rend plutôt nuisible dans l'*hyperchlorhydrie* et l'*ulcère;*

chez tous les *consomptifs, épuisés, anémiques,* ou *nerveux* pour qui l'assimilation n'arrive pas à compenser les pertes journalières.

Une mention spéciale doit être faite de l'emploi du képhir dans la *tuberculose*. Son action sur l'estomac ,sur l'intestin, sur la nutrition est nettement antagoniste de celle du poison tuberculeux. Il rend les plus grands services aussi bien pour relever un appétit défaillant que pour arrêter un amaigrissement continu. Certains malades n'engraissent que du jour où ils sont mis au képhir. Dans l'antérite berculeuse, il compte parmi les aliments le mieux tolérés.

Les *cardiopathies*, les affections *rénales* ou *vésicales*, la tendance à la *pléthore* ou aux *congestions*, constituent autant de contre-indications.

Le plus souvent, le képhir se prend à la dose

d'un demi-litre ou d'un litre le matin au petit déjeuner et vers quatre heures, au goûter. Pour les
malades qui sont au régime strict du képhir, on
suivra la même marche que pour le régime lacté,
en augmentant un peu la dose puisque le coefficient nutritif est moindre.

4° KOUMYS

ALB.	GRAISSE	LACTOSE	AC. LACTIQUE	ALCOOL	CENDRES
2,20	2,12	1,53	0,90	1,72	0,29

Calories utilisables = 44

Le koumys, autrefois fabriqué exclusivement
chez les Tartares, a pénétré peu à peu en Europe.
Il est pourtant peu employé en France et nous n'y
insisterons pas. Il s'obtient en faisant subir au lait
de jument une fermentation lacto-alcoolique, assez
analogue à celle du képhir, mais plus accentuée.
La technique est à peu près la même, mais le
germe diffère. La mise en bouteilles, faite cinq à
six heures après le début de la fermentation, permet de prolonger celle-ci pendant cinq ou six
jours. On obtient « un liquide émulsionné, mousseux, de goût à la fois acidulé et doux, rappelant
un peu le lait d'amande, excitant l'appétit, facilitant
la digestion, très légèrement enivrant » (Gautier).

Il se différencie du képhir par sa forte teneur
en alcool et en peptones, par sa pauvreté en sels.

Ses indications et ses contre-indications sont à
peu près les mêmes. Il est pourtant d'un emploi
un peu plus délicat.

Il provoque facilement la diarrhée. On doit tâter la susceptibilité du malade par de petites doses de koumys jeune, et les augmenter peu à peu en employant un koumys de plus en plus vieux.

5° LAIT CAILLÉ YOGHOURT

Le lait caillé a été employé de tout temps et dans tous les pays ; son nom varie d'ailleurs suivant les régions. Depuis quelque temps, on a cherché à purifier les ferments en cause et on a obtenu ainsi le lait caillé Bulgare ou Yoghourt, qui ne contient que les deux ferments lactiques de la Maya Bulgare, un streptococco-bacille et un strepto-bacille. Mais ce que nous allons dire du lait caillé Bulgare, s'applique, au moins en partie, au lait caillé ordinaire.

Pour préparer le yoghourt, on fait bouillir le lait jusqu'à réduire son volume d'un quart ; puis on laisse refroidir jusqu'à 45° ; on ensemence sous la pellicule avec une certaine quantité de ferment, et on met à l'étuve à 45°. Au bout de six à huit heures, le lait est caillé.

Le yoghourt se caractérise par la présence de l'acide lactique qui varie entre 10 et 20 grammes par litre, et la solubilisation d'une partie de la caséine. Il se comporte comme un antiseptique intestinal, modifiant à la longue la flore du tube digestif, combattant la stase cæcale, et diminuant les fermentations. Metchnikoff, qui attribue à ces fermentations un rôle prépondérant dans l'usure de l'organisme, n'hésite pas à qualifier le lait caillé d'élixir de longue vie. Il est, en tous cas, très utile aux *arthritiques*, aux forts mangeurs à gros ventre et à stase cæcale, mais à une condition : c'est d'être, non pas ajouté au menu ordinaire, mais de venir à la place d'autres aliments ; faute de prendre cette précaution on arriverait vite à une surcharge alimentaire des plus fâcheuses.

Le lait caillé ordinaire partage, bien qu'à un degré un peu moindre, les avantages du yoghourt.

FROMAGES

Les fromages sont encore des succédanés du lait, mais d'un caractère tout différent : si leurs propriétés diététiques sont presque nulles, par contre leur valeur nutritive est considérable et justifient pleinement le rôle que, de tout temps, ils ont joué dans l'alimentation.

Il y a presque autant d'espèces de fromages que de pays qui en fabriquent ; on peut pourtant arriver à les grouper dans trois ou quatre genres principaux, individualisés à la fois par le mode de fabrication, par la composition et les propriétés à peu près identiques.

Le premier temps de la fabrication consiste toujours à faire coaguler le lait, soit par fermentation, lactique, soit par addition de présure ou de caillette de jeune veau. Cette coagulation entraîne la caséine, presque tout le beurre, très peu de lactose, une bonne partie du phosphate de chaux ; parmi les autres sels, les sels acides viennent plutôt dans le fromage, les sels basiques restent en majorité dans le récipient ; d'où une légère acidité de la pâte.

*
* *

La coagulation par fermentation lactique spontanée donne la première variété, ou :

1º Les *fromages frais non salés* (fromage à la pie, fromage à la crême, Gervais, petit Suisse). Voici leur composition moyenne :

ALBUMINE	GRAISSES	HYDROCARB.	CENDRES
10,8)	20,70	3,78	2,01

Calories utilisables = 265

Ils ont à peu près les mêmes propriétés que le lait caillé dont nous avons parlé; nous n'y revenons donc pas.

On se rappellera seulement que le Gervais est particulièrement riche en beurre, et que le petit Suisse, appelé encore demi-sel, contient une assez forte quantité de chlorure de sodium et se trouve de ce fait contre-indiqué chez les *brightiques*.

Ces réserves faites, les fromages crus non fermentés, à condition d'être bien frais, sont de ceux dont l'emploi est le plus justifié chez les malades ; ils font en somme partie du régime lacté absolu.

Pour la majorité des fromages, la coagulation est obtenue à l'aide de la présure ; certains subissent ensuite une cuisson plus ou moins prolongée ; ce sont :

2º Les *fromages cuits* (Emmenthal ou Gruyère, Parmesan), qui sont encore d'excellents aliments.

	ALBUMINE	GRAISSES	HYDROCARB.	CENDRES	CALOR.
Emmenthal	28,37	28,49	1,43	3,69	400
Parmesan	39,34	18,97	1,95	4,72	357

Leur teneur en albumine est particulièrement
élevée, et fait de cette variété de fromage l'aliment le plus azoté que l'on connaisse ; la viande,
les légumineuses sont notablement dépassées. La
graisse est beaucoup plus abondante, et par conséquent la valeur alimentaire plus forte dans
l'Emmenthal qui est fait avec le lait total, que
dans le Parmesan, pour la préparation duquel
celui-ci est en partie écrémé.

Quant à la richesse en sels, elle perd beaucoup
de sa valeur, du fait qu'elle est due pour la majeure partie au chlorure de sodium.

Les fromages cuits sont des excitants légers de
l'estomac et de l'intestin ; d'une digestion facile,
et d'une assimilation parfaite, ils ont même la
propriété de faciliter l'absorption des graisses et
des hydrates de carbone. Ils sont, par contre,
un peu acides par leurs cendres, et pris en grande
quantité ils contribuent à acidifier l'organisme :
Minkowski attribue à cette cause la fréquence des
calculs vésicaux en Saxe, pays où l'on consomme
beaucoup de fromage.

Très nutritif, riche en azote, dépourvu de toxicité, de conservation parfaite, de prix très modéré,
le fromage cuit est un aliment de haute valeur,
particulièrement précieux pour les paysans, les
troupes en campagne, les touristes.

Chez les malades, il rend aussi de très grands
services ; il a sa place naturelle dans tous les
régimes de *suralimentation* : tuberculose, neuras-

thénie, convalescence. Par sa saveur accentuée, il permet de varier agréablement le régime lacté dans lequel on peut souvent l'introduire ; on doit pourtant s'en méfier chez les *cardiaques* et surtout chez les *brightiques* (1).

Dans la *dyspepsie*, et surtout dans la dyspepsie hyposthénique, dans l'*entérite* et l'*entérocolite*, leur facile assimilation, leurs propriétés peptogène et antifermentescible les rend précieux. Le fromage râpé ajouté sur la table aux pâtes et aux farineux qui font la base du régime de Combe a le double avantage de relever le goût fade de ces préparations faites à l'eau et au sel, et d'ajouter à la ration l'azote et la graisse qui lui manquent.

Dans le *diabète*, le fromage vaut par sa grande valeur alimentaire et l'absence presque complète d'hydrates de carbone. Pour certains auteurs, il aurait même une influence heureuse sur la nutrition du diabétique ; on l'a préconisé contre l'acétonurie.

Chez l'*arthritique*, par contre, son usage est à surveiller : déjà dangereux par son acidité, il l'est plus encore par son pouvoir nutritif qui en fait un redoutable agent de suralimentation. L'habitude de terminer tous les repas par le fromage est bien souvent funeste aux gens du monde ; elle ne peut être tolérée qu'à condition de faire entrer le

---

(1) Teissier interdit absolument le fromage de Gruyère dans l'albuminurie ; il a observé une rechute grave à la suite de l'ingestion de cette variété de fromage.

fromage en ligne de compte dans la ration journalière, et non pas de le traiter en quantité négligeable.

*
* *

3o Les *fromages à pâte crue*, qu'ils soient salés
comme le Cantal, le Chester, le Hollande, ou le
Roquefort, ou qu'ils soient à pâte non salée (Brie,
Bondon, Camemberg, Coulommiers, Gorgonzola,
Livarot, Mont-d'Or, etc.), sont soumis à l'action
d'une série de levures ou de moisissures ,dont la
nature et l'intensité d'action varient avec chaque
espèce. Par leur composition moyenne :

	ALBUMINE	GRAISSES	HYDROC.	CENDRES	CALOR.
Fromages crus salés(1)	25	25.50	4,4	3,87	366
Fromages non salés (2)	19,90	23	4,3	3,40	323

ils sont à peu près intermédiaires entre les fromages cuits et les fromages frais. Ils subissent
pendant le vieillissement des transformations nombreuses, d'autant plus accentuées que le fromage
est plus fait, et qui changent tout à fait leurs
propriétés.

La caséine est en partie peptonisée, en partie
transformée en une série de produits plus nocifs,
leucine, tyrosine, acides amidés, ammoniaque ; ce

(1) Moyenne des 4 fromages cités.
(2) Moyenne des 7 fromages cités.

sont ces produits sapides et odorants qui donnent au fromage son goût particulier. Les graisses se dédoublent en alcool, glycérine, acides gras saturés par l'ammoniaque. La lactose fermente en acide lactique, alcool et acide carbonique.

Ainsi modifié, le fromage conserve ses qualités de substance peptogène et bien assimilable, puisque les diastases secrétés par les ferments paraissent continuer dans l'intestin la digestion de la caséine, mais il perd entièrement son caractère d'aliment antifermentescible et peu toxique. Les indications en sont, dès lors, profondément modifiées.

L'homme normal peut en faire un usage modéré ; il y a longtemps qu'on a reconnu que le fromage pris à la fin du repas favorise la digestion. Le *tuberculeux*, le *diabétique*, les feront entrer dans leur régime, à condition qu'aucune complication intestinale, hépatique ou rénale ne vienne en contre-indiquer l'emploi.

Mais les *dyspeptiques*, avec ou sans fermentations, les *entéro-colites*, les *arthritiques*, *hépatiques*, *cardiaques*, *brightiques*, devront s'en abstenir. L'*eczéma*, et en général toutes les maladies de peau constituent aussi une contre-indication des plus formelles .

GRAISSE, BEURRE, HUILE

Bien que d'origine fort différente, ces substances méritent d'être rapprochées par le fait qu'elles sont presque uniquement constituées par des corps gras. L'albumine, les hydrates de carbone, les substances minérales n'y sont presque pas représentés. Même les acides gras n'y entrent que pour une faible part. Ce sont, avant tout, des graisses neutres, formées par un mélange en proportions variables de butyrine, de margarine, de stéarine et d'oléine. Ces corps eux-mêmes résultent de l'union d'une molécule de glycérine avec trois molécules des acides correspondants : butyrique, margarique, etc.

*
* *

COMPOSITION ET PROPRIÉTÉS

TENEUR EN GRAISSE		CAL. UTILIS.	POINT DE FUSION
Graisse de mouton	83,40	790	42-51°
Graisse de bœuf	81,07	773	40-49°
Graisse de porc	81,85	782	33°
Beurre	79,50	752	31°
Huile d'olives	90	846	2°

1° *Graisses animales.* La graisse animale fait partie intégrante, ne fut-ce qu'en minime proportion, de tous les organes ; nous avons vu notamment que même les viandes les plus maigres en contenaient une certaine quantité ; mais elle s'accumule surtout dans le tissu conjonctif, autour des viscères.

Elle y est contenue dans des enveloppes membraneuses, plus ou moins résistantes qui influent beaucoup plus sur sa digestibilité que le point de fusion. C'est ainsi que la graisse de porc, le lard est plus lourd à digérer que les graisses de bœuf ou de mouton, dont le point de fusion est supérieur.

Ces graisses s'emploient le plus souvent chaudes, mêlées au jus de la viande, ou additionnées d'ingrédients divers qui ne font en général qu'accroître leurs inconvénients.

b) *Beurre.* Formé par la réunion de toutes les particules graisseuses du lait, le beurre contient encore un peu de caséine, de lactose et quelques sels du lait. Il entraîne aussi avec lui une grande partie des ferments microbiens du lait ; d'où la facilité avec laquelle il s'altère et rancit. La salure diminue cet inconvénient sans le supprimer.

Il doit à la finesse extrême des particules qui le composent d'être à l'état frais d'une digestion facile ; mais une fois chauffé, il est lourd et indigeste, la chaleur amenant l'évaporation de l'eau qui séparait ses particules et les rendait attaquables par les sucs digestifs (Pascault).

Il faut faire exception pour le *beurre noir*, dans lequel la haute température produit une dissociation partielle des graisses en acides ; au point de vue de la tolérance, il est intermédiaire entre le beurre frais et le beurre chaud.

Le beurre est souvent falsifié avec la margarine industrielle. Cette falsification, qui nuit au goût du beurre, ne change que peu la digestibilité et la valeur nutritive : bien préparée, la margarine n'est pas un produit nocif ; on n'a que le tort de ne pas la vendre sous son vrai nom.

c) *Beurres végétaux.* Sous le nom de *végétaline* et de *coccose*, on vend des imitations du beurre retirées de l'huile de noix de coco épurée. D'un goût plus fade, elles ne peuvent remplacer le beurre pour la table ou la cuisine fine ; mais dans le peuple, elles peuvent parfaitement tenir la place du beurre, de la graisse, du saindoux, qui sont plus chers et de conservation moins facile. Les végétariens en font un grand usage. On en a prôné l'emploi dans l'armée, où elles éviteraient la fréquente falsification du saindoux.

d) *Huile d'olives.* C'est la plus fine des huiles de table ; elle se compose surtout d'oléine et de margarine avec très peu de stéarine. Dans le midi, elle remplace le beurre pour la préparation des mets. Pour certains auteurs, l'huile chaude n'aurait pas les mêmes inconvénients que le beurre chaud et les fritures sèches et croquantes faites

11.

dans l'huile bien bouillante seraient d'une digestion facile.

*
* *

RÉPERCUSSIONS

a) Digestive. Bien qu'échappant complètement ou
presque à l'action du suc gastrique, les corps gras
n'en ont pas moins une influence notable sur la
digestion stomacale dans son ensemble : ils diminuent la sécrétion peptique et surtout chlorhydrique et retardent l'ouverture du pylore et l'évacuation des aliments. Ils fermentent facilement et
donnent alors naissance à des acides irritants.

Leur action intestinale est moins accentuée ; ils
s'y montrent plutôt excitants des sécrétions pancréatique et biliaire, et ralentissent légèrement le
péristaltisme. Comme au niveau de l'estomac, ils
subissent facilement la fermentation.

b) Générale. Une fois parvenues dans la grande
circulation les graisses s'accumulent d'abord dans
le foie où elles produisent l'infiltration normale
physiologique ; celui-ci les livre ensuite peu à
peu aux tissus. On comprend ainsi que l'abus des
graisses puisse fatiguer le parenchyme hépatique.

Les corps gras jouent un rôle des plus importants dans le processus de la nutrition ; d'a-
bord, par leur valeur calorigène, puisque 1 gram-

me de graisse donne au moins deux fois plus de calories que 1 gramme d'albumine ou d'hydrocarbonés ; si ces derniers leur sont supérieurs pour le travail musculaire à cause du cœfficient isoglycosique, les graisses n'ont pas leur pareil pour lutter contre la déperdition de la chaleur ; c'est pourquoi les habitants des pays froids en font une si grande consommation. Non seulement les corps gras donnent beaucoup en brûlants, mais encore ils restreignent nos dépenses, ils exercent sur nos échanges une action d'épargne, plus faible cependant que celle des corps ternaires. Enfin, ils constituent presque à eux seuls les matériaux de réserve; une alimentation surabondante ne modifie guère la richesse de l'organisme en azote ou en sucre : presque tout ce qui n'est pas brûlé s'accumule à l'état de graisse. Là encore l'excès devient dangereux : la surcharge graisseuse empâte les organes, gêne leurs mouvements, ralentit la circulation et prépare les dégénérescences ; la fréquence de la localisation cardiaque en augmente encore les dangers.

e) Eliminatoire. La graisse ne laisse comme résidus que de l'eau et de l'acide carbonique ; lorsqu'elle ne fermente pas, elle ne fatigue donc pas le rein. Mais les acides gras auxquels elle peut donner naissance sont moins inoffensifs ; ils ont surtout une grande tendance à s'éliminer par la peau, qu'ils irritent au passage.

*
* *

INDICATIONS ET CONTRE-INDICATIONS

Chez l'homme normal, c'est l'absorption des graisses qui protège le mieux contre les déperditions en calorique. Aussi, les habitants des pays froids en font-ils une grande consommation, tandis que dans les pays chauds. on en mange à peine.

Dans nos climats tempérés il est bon de restreindre la ration en graisse, au moment des grandes chaleurs, sous peine de voir apparaître des troubles gastriques. Cette précaution est indispensable pour les malades à qui l'usage des graisses est recommandé : tuberculeux, diabétiques.

Il semblerait que la graisse fut un aliment excellent pour les *maladies aiguës*, où les pertes en calorique sont énormes ; malheureusement, elle y est mal absorbée et mal tolérée, si bien qu'elle doit plutôt être diminuée.

Il n'en est pas de même dans les longues maladies fébriles chroniques où son emploi est tout à fait justifié.

Le type le plus frappant est la *tuberculose* : le tuberculeux doit prendre des graisses c'est au médecin à trouver une forme qui soit bien tolérée : crême, beurre frais, mayonnaise foie gras. Le bénéfice se traduit par une augmentation de poids, coïncidant avec une diminution dans les pertes en azote et en phosphore. Mais si la ration doit être forte, elle doit encore moins être excessive. Suivant les estomacs, on s'en tiendra aux chiffres de 100 ou 150 grammes par jour, qui sont très suffisants (Laufer). Passé ce chiffre, on obtiendra peut-être un engraissement momentané plus rapide ; mais l'embarras gastrique, la diarrhée ne tarderont pas à faire perdre au malade tout ce qu'il avait gagné et plus encore.

Chez le *diabétique*, les graisses ne sont pas moins utiles pour compenser la suppression des hydrates de carbone ; c'est à elles bien plus qu'aux albuminoïdes qu'il doit demander le principal de sa ration alimentaire ; sa tolérance vis à vis des graisses est d'ailleurs le plus souvent très augmentée. Von Noorden fixe la ration du diabétique à 150 ou 200 grammes de graisse par jour. Pour y arriver, on utilisera non seulement le beurre frais, la crême fraîche, mais encore les viandes et les poissons gras, et les assaisonnements riches en graisse. Nous verrons qu'un des avantages des légumes verts est justement d'en faire tolérer une grande quantité.

L'*arthritique*, au contraire, n'a rien de bon à attendre d'un aliment très calorigène, ralentissant les échanges, et fermentant facilement dans son tube digestif atone et paresseux. On lui défendra surtout les graisses animales, se montrant un peu moins sévère pour le beurre et l'huile. Il en est de même pour le *goutteux* ; de même à plus forte raison pour l'*obèse*, bien que pour lui les graisses ne soient pas beaucoup plus à redouter que les hydrates de carbone.

Dans les *maladies du foie*, il faut limiter la ration pour éviter la surcharge graisseuse du parenchyme ; cette prescription est plus absolue pour les maladies par insuffisance, cirrhose de Laënnec, cancer, que dans les hyperhépaties.

Dans la lithiase, il semble au contraire, que certaines graisses par leur action cholagogue, joue un rôle favorable ; c'est ainsi qu'on a préconisé l'huile d'olive, qui agirait surtout prise à jeun par cuillerée à café ou cuillerée à bouche.

Toutes les fois qu'il y a suspension ou diminution du *flux pancréatique*, l'analyse des fèces montre que les graisses sont mal dédoublées et peu absorbées ; dans ces cas, on les supprimera presque entièrement du régime.

Dans l'*eczéma* dans l'*acné*, dans toutes les éruptions cutanées dues au mauvais fonctionnement intestinal, il faut surtout se méfier de la cuisine grasse, des fritures, des sauces ; le beurre frais n'est nullement interdit.

L'usage des substances grasses chez les *dyspeptiques* est assez délicat et varie du tout au tout suivant les formes. C'est dans la dilatation avec *atonie* et *fermentations* qu'elles sont le plus à redouter. Dans les dyspepsies *nervo-motrices* et *par insuffisance*, elles sont souvent aussi fort mal tolérées ; on permettra à ces malades l'huile et le beurre frais, la crême fraîche en petite quantité ; mais beurre et graisse chauds doivent être rayés des préparations culinaires ; les aliments seront cuits à l'eau et au sel, et assaisonnés sur la table d'un peu de beurre et de fromage.

Ces précautions seront encore de mise chez les *hyperchlorhydriques*; mais chez eux on pourra utiliser l'action calmante du beurre frais et de l'huile ; celle-ci surtout est bien supportée, et prise en grande quantité, elle calme parfois les douleurs ; la sauce mayonnaise faite uniquement avec le jaune d'œuf et l'huile constitue pour ces malades une très bonne recette.

ŒUFS

Albuminoïdes	7,37 (1)	Cl.	0,046
Graisses	6,20	Purines	0
Hydrocarb.	0		
Cendres	0,53 (2)		
	Calories = 90		

Les œufs ont joué de tout temps un rôle des plus importants dans l'alimentation commune ; Paris en consomme 500 millions par an ; et plus encore que les bien portants, les malades en ont toujours fait un de leurs aliments préférés.

L'œuf moyen qui pèse environ 60 grammes est ainsi composé :

Coquille	7,2
Blanc d'œuf	35,4
Jaune d'œuf	17,4

La coquille est surtout formée de sels de chaux ; nous ne nous en occuperons pas davantage, bien que certains auteurs aient proposé, après avoir mangé un œuf à la coque, de réduire la coquille en poudre et de l'avaler. C'est à coup sûr un moyen économique d'absorber de la chaux ; mais, outre que l'absorption intestinale doit être fort incomplète, rien ne prouve que cette ingestion

(1) Ces chiffres se rapportent non pas à 100 gr. mais à la composition de l'œuf moyen de 60 gr.

(2) Sans la coquille.

soit totalement inoffensive au point de vue de l'intestin et de l'appendice.

Le *blanc* de l'œuf est presque uniquement composé d'albumines qui sont au nombre de trois, ovalbumine, ovoglobuline, et une autre assez analogue au fibrinogène. Les principes minéraux y sont peu représentés, à part la silice qui y est très abondante ; les cendres sont de réaction alcaline.

Dans le *jaune*, ce sont les graisses qui dominent : 31,40 p. 100 contre 16,12 d'albuminoïdes. Ceux-ci sont complexes, formés de vitelline et nucléo-protéides. La vitelline se dédouble en albumine et en lécithine. Les nucléo-protéides donnent d'une part de l'albumine, de l'autre des nucléines très phosphorées, ou plutôt des *paranucléines* : la différence n'est pas sans importance : les paranucléines ne donnant pas de bases xanthiques, les œufs sont sans action sur l'excrétion urique (Fauvel). Les graisses contiennent à la fois de l'oléine, de la margarine, de la cholestérine; des lécithines. Le jaune d'œuf se trouve ainsi exceptionnellement riche en ce dernier corps, et il est parfaitement justifié d'opposer à la médication par les lécithines artificielles du commerce, la médication naturelle par les jaunes d'œufs, dont un seul peut contenir jusqu'à 2 grammes de lécithines. Cette abondance exceptionnelle, la présence des paranucléines phosphorées expliquent que le jaune soit un des corps les plus riches en phosphore organique.

Le fer y est aussi largement représenté : il se trouve à l'état d'hématogène de Bunge.

Les cendres sont acides grâce à l'acide phosphorique, mais cette acidité est plus que compensée par l'alcalinité du blanc.

En résumé, l'œuf total, blanc et jaune, est un aliment aussi riche en graisse qu'en azote, alcalinisant, ne donnant pas d'acide urique, assez riche en phosphore, en fer et en silice. Le jaune est beaucoup plus gras qu'azoté, riche en fer et très particulièrement riche en phosphore ; seuls le parmesan et quelques rares légumes verts se montrent plus phosphorés.

La valeur alimentaire est considérable puisqu'elle atteint 90 calories ; un œuf vaut environ 40 grammes de viande, et presque 150 grammes de lait.

Un jaune d'œuf à lui seul représente 61 calories.

***

Préparations et modes d'emploi

Il existe un nombre incalculable de façons diverses de manger les œufs ; bien des pays ont leurs recettes particulières ; en cuisine, le blanc ou le le jaune d'œuf entrent dans la confection d'un grand nombre de mets. Il s'en faut que ces associations culinaires, que nous ne pourrons toutes passer en revue, soient également hygiéniques et recommandables.

1o La préparation la plus simple consiste à n'en faire aucune. Lorsque l'œuf est bien frais, il se laisse « supper » agréablement, et c'est là une des meilleures façons de le prendre, lorsqu'on veut en absorber beaucoup. Un œuf avalé d'un coup au début de chaque repas ne diminue pas l'appétit, passe pour ainsi dire inaperçu dans l'alimentation journalière.

Tout le monde ne peut pas s'habituer à prendre les œufs crus ; l'œuf à la coque peu cuit constitue le mode d'emploi le plus hygiénique ; l'addition de pain beurré en fait un aliment presque complet et très nourrissant. Les arthritiques, toujours guettés par la suralimentation, n'oublieront pas que deux œufs à la coque pris avec 60 grammes de pain et 5 grammes de beurre, représentent 379 calories, soit presque le 1/6 de la ration journalière.

Les œufs durs, ressource suprême des repas froids et des déjeuners sur le pouce, sont des aliments lourds, qui « bourrent » vite, et donnent soif ; mais coupés en tranche, ajoutés à la salade, ils en rehaussent heureusement le quotient nutritif.

L'addition de beurre chaud fait des œufs brouillés, sur le plat, frits, en omelette un mets déjà moins hygiénique ; plus il y a de beurre, moins les tolèrent les estomacs délicats.

2o Parmi les associations complexes dans lesquelles on fait entrer les œufs, les plus judicieuses à coup sûr, sont celles où ils se juxtaposent aux hydrates de carbone, puisqu'elles en font une sorte d'aliment complet. L'omelette aux pommes de terre, malheureusement un peu lourde à digérer, est un plat excellent pour les estomacs robustes des travailleurs. Plus appétissante, plus légère est l'omelette aux confitures, trop peu répandue en France, et qui constitue une précieuse ressource pour les appétits défaillants. Il en est de même de l'omelette au rhum, de l'omelette soufflée, beaucoup plus digestes que l'omelette ordinaire.

L'association de viande ou de corps gras, omelette au jambon, au lard, est moins heureuse, et donne des plats lourds et de digestion laborieuse.

3o Pour faire tolérer les œufs par les malades, il est souvent utile de les incorporer dans des liquides. On peut ,par exemple, les battre dans du bouillon, du chocolat, du café au lait ; souvent le jaune est seul employé ; si l'on ajoute aussi le blanc il faut, au préalable laisser refroidir le liquide jusqu'aux environs de 60o ; sinon il se formera des coagulums glaireux peu agréables à la vue aussi bien qu'au goût.

On avait espéré un moment trouver dans le jaune d'œuf additionné de sucre et d'eau un succédané du lait maternel.

Martini proposait pour les nourrissons la formule suivante :

Un jaune d'œuf	15 gr.
Sucre de lait	5 gr.
Eau	100 gr.

Mais, outre que les substances minérales ne se trouvent pas en proportions voulues, l'emploi prolongé de ce mélange amène de la flatulence et des troubles gastro-intestinaux.

Sans insister sur la multitude des préparations recommandables, signalons seulement le lait de poule au cognac, et le zabaglione ou sabayon, qui sont parmi les plus agréables.

Pour le lait de poule, mêlez ensemble deux jaunes d'œufs, une once de sucre en poudre, jusqu'à ce que les œufs blanchissent ; versez un verre d'eau chaude, en mêlant vite, ajoutez une ou deux cuillerées à café de cognac ; boire très chaud.

Le sabayon, assez délicat à réussir se prépare de la façon suivante (Martinet) (1).

« 1er temps : mélanger dans un poêlon en terre (ce détail a, au dire des maîtres ès cuisine, une grande importance), cinq jaunes d'œuf et 60 grammes de sucre en poudre, fouetter ce mélange en y ajoutant peu à peu 150 centimètres cubes (un peu plus d'un verre à Bordeaux) de muscat (en Italie on opère avec du Moscato d'Asti) ; — 2e temps : ajouter alors un morceau de vanille, un demi zeste de citron et un morceau de canelle, porter sur un feu doux, et continuer à fouetter très doucement jusqu'à ce que le mélange soit presque bouillant et bien mousseux ; — 3e temps : retirer canelle, citron, et vanille, placer le poêlon dans une casserole plate, pleine d'eau chaude formant bain-marie, et continuer à fouetter, en ajoutant lentement avec précaution une cuil-

(1) Martinet (A) Les aliments usuels, 1909.

lerée à café ou deux de marasquin, jusqu'à ce que le zabaglione
soit épais et ferme. Le zabaglione se prend chaud dans de grands
verres avec des biscuits.

Un zabaglione, fait conformément aux indications précédentes
renferme approximativement, 20 grammes d'albumine, 30 grammes
de graisse, 70 grammes d'hydrate de carbone, 22 grammes d'alcool, et dégage 800 calories environ (un litre de lait donne environ 670 calories) ».

4º Enfin, l'œuf entre dans la composition d'un
grand nombre de gâteaux ; l'état de division où
il s'y trouve en augmente la digestibilité, tandis qu'il rehausse notablement la valeur nutritive
des entremets ainsi préparés.

Le blanc d'œuf battu en neige est fort employé
en pâtisserie : nous allons voir qu'il peut être
la source d'accidents redoutables.

***

Altérations

Comme le poisson, comme la viande, comme
tout aliment azoté, l'œuf s'altère vite et perd de
ses qualités. Pour être renseigné sur son état de
fraîcheur, le simple examen par transparence est
presque toujours insuffisant. Le procédé classique
consiste à étudier l'œuf frais plongé dans l'eau :
frais, il reste horizontal au fond ; à 8 jours, il se
relève à 45º; à 5 semaines, à 75º; à un mois, il est
vertical ; plus tard, il surnage.

Le plus souvent, les altérations de l'œuf sont
faciles à reconnaître par l'odeur putride que prend

le jaune sous l'influence de l'acide sulfhydrique.
Il est malheureusement d'autres cas, où la pénétration microbienne à travers la coque poreuse amène la formation aux dépens de l'albumine de toxines redoutables, qui échappent complètement à la vue aussi bien qu'à l'odorat.

Les accidents qui peuvent être mortels s'observent presque toujours après la consommation des gâteaux confectionnés à la crême de St-Honoré ; éclairs, choux, etc... Les pâtissiers achètent en gros des blancs d'œuf d'une fraîcheur plus que médiocre ; et la crême ne subissant aucune cuisson, les ptomaïnes n'y sont pas détruites. La chaleur favorisant le développement des toxines, ces accidents sont beaucoup plus fréquents l'été ; et en l'état actuel des choses, il n'y a guère d'autres moyens de les éviter que de se priver de ce genre de gâteaux pendant les fortes chaleurs.

****

RÉPERCUSSIONS

a) Digestive. L'œuf est d'une digestion facile ; il n'apporte à l'estomac qu'une excitation minime, et y séjourne fort peu de temps ; ce temps de séjour est de une à deux heures pour l'œuf à la coque, ce qui est le minimum pour un aliment solide, et de deux à trois heures pour les œufs durs ou en omelette.

Dans l'intestin, l'absorption est aussi complète

que possible; 97 p. 100 pour l'albumine et 95 pour la graisse ; il n'y a donc que fort peu de résidus. L'œuf se comporte comme un aliment plutôt échauffant et qui fermente assez facilement, moins pourtant que la viande.

Certains enfants, arthritiques héréditaires, manifestent à l'égard du jaune d'œuf une véritable idiosyncrasie, qui disparaît en général avec l'âge; c'est ainsi que nous avons connu un enfant de 5 ans qui ne pouvait en supporter plus de sept à huit gouttes et présentait de la diarrhée et des vomissements dès qu'on augmentait la dose.

b) Générale. L'action des œufs sur le foie a donné lieu à de nombreuses discussions, et paraît varier suivant la dose. Pris en petite quantité, ils paraissent plutôt favorables à la sécrétion biliaire ; expérimentant chez l'animal, Brun a constaté avec le jaune d'œuf le maximum de sécrétion. Quant au soi-disant danger qu'offrirait la cholestérine de favoriser la précipitation des calculs, il n'existe pas en réalité, la cholestérine alimentaire ne s'éliminant pas par la bile ; Dufourt, injectant jusqu'à 4 grammes de cholestérine dans l'estomac de chiens, ne constata aucune différence dans la quantité de cholestérine biliaire.

Si la dose au contraire, est élevée, l'œuf devient plutôt nuisible, la glande étant surchargée non seulement par les corps azotés, mais surtout par la graisse et la lécithine ; l'analyse chimique des

1 foies gras, montre en effet, avec quelle facilité
l la lécithine s'accumule dans la glande hépatique.

Le système nerveux reçoit de la lécithine de
l'œuf, riche en phosphore, un tonus notable, mais
dépourvu de toute excitation exagérée.

C'est surtout la nutrition qui est influencée par
la lécithine. De nombreux expérimentateurs ont
étudié son action sur l'organisme et sont arrivés
à des résultats concordants. La lécithine est un
modérateur des échanges, diminuant le taux du
coefficient azoturique (1) ; c'est plus encore un
agent d'assimilation favorisant la mise en réserve
de l'azote et surtout du phosphore, et permettant la fixation par l'organisme d'une albumine
plus riche en phosphore et par conséquent plus
résistante. Là encore, la notion de dose a son importance, ainsi que l'ont montré Robin et Binet.
Avec six œufs par jour chez les phtisiques, on
voit diminuer les échanges respiratoires, l'acide
carbonique comme l'oxygène ; porte-t-on les œufs
à douze par jour, les échanges s'élèvent, acide carbonique et oxygène consommés augmentent notablement.

c) *Rénale.* Les œufs étaient autrefois défendus
aux albuminuriques ; on accusait le blanc d'aug
menter l'albuminurie,; des expériences mieux con-

(1) On sait que le coefficient azoturique ou d'oxydation azotée,
rapport entre l'urée et l'azote total, qui pour Robin est égal à
85 °/₀ environ, mesure assez exactement l'intensité du processus
vital.

duites ont fait justice de cette erreur, et certains brightiques ont pu absorber jusqu'à 10 œufs par jour, sans modification de celle-ci ; chez quelques-uns, il y eut même diminution. On ne peut pourtant lui attribuer sur le fonctionnement rénal une influence entièrement favorable : si son albumine est légère et peu toxique, nous avons vu qu'il pouvait provoquer facilement des fermentations ; et d'autre part, la lécithine contient dans sa molécule des bases névriniques pourvues d'une certaine toxicité.

**

INDICATIONS ET CONTRE-INDICATIONS

L'œuf est avant tout *un aliment de croissance et de construction* ; à ce titre, il constitue pour l'enfant, une ressource des plus précieuses, et doit prendre une place importante dans le régime après le sevrage. Pourtant, chez les arthritiques héréditaires, on en surveillera la digestion ; il sera par contre largement utilisé chez les *rachitiques,* les *anémiques,* les *hypominéralisés,* à qui il apportera en abondance le phosphore, la potasse, le fer, la silice, tandis que la chaux dont il n'est guère pourvu sera fourni par le lait.

L'œuf est *un aliment de digestion facile,* et fait partie du régime des *dyspeptiques.* Il convient surtout aux hyperchlorhydriques ; sa présence n'amène qu'une sécrétion assez faible et pourtant il fixe une grande quantité d'acide libre ; c'est ainsi que certains de ces malades se trouvent bien d'avaler un œuf pour calmer leurs crises de douleurs tardives. Chez les dyspeptiques par insuffisance, les les atones, les dilatés, on maniera les œufs avec plus de prudence ; ces malades les prendront non seulement sans beurre chaud, mais encore par petites quantités ; le soufre du jaune a en effet tendance à subir la décomposition putride quand le suc gastrique manque.

L'œuf est bien toléré dans les *maladies de l'intestin*, à tendance diarrhéique; peu cuit, il rend service dans les diarrhées banales ou spécifiques, et notamment dans la dysenterie. Il fait partie du régime de l'entéro-colite, mais est plutôt nuisible aux constipés chez qui il fermente facilement.

Les *cardiaques*, les *brightiques* peuvent prendre les œufs ou à la coque ou en entremets ; pourtant leur estomac, souvent paresseux leur impose les mêmes précautions qu'aux dyspeptiques par insuffisance.

Enfin, l'œuf est *un aliment de reconstitution*, limitant les pertes de l'organisme, aidant à la fixation de l'azote et du phosphore, et c'est par là qu'il se montre le plus précieux. Il doit être un des mets de prédilection de tous ceux qui assimilent mal et brûlent trop : *cancéreux, neurasthéniques, phosphaturiques*, auxquels il apporte le phosphore sous sa forme la plus assimilable ; *diabétiques*, surtout dans les formes avec amaigrissement et consomption ; *anémiques*, pour lesquels sa richesse en fer constitue une précieuse qualité ; *convalescents* qu'il contribue à réminéraliser.

Mais c'est avant tout dans la *tuberculose*, que s'impose un large emploi de l'œuf, et surtout du jaune d'œuf.

Pour le tuberculeux, il est plus qu'un aliment, presqu'un médicament (1) ; pour faciliter la tolérance, on aura recours à différents artifices ; œufs crus pris avant le repas, jaunes d'œufs mélangés au cacao, au bouillon, sabayon, etc. Il faut pourtant éviter de pécher par excès ; si certains malades se sont guéris en absorbant jusqu'à 18 œufs par jour, nous regardons une telle pratique comme dangereuse pour beaucoup. On fera bien de s'en tenir au nombre de six par jour, que Robin et Binet considèrent comme le chiffre optimum ; encore sera-t-il bon de se reposer de temps à autre.

Les mêmes raisons qui le font rechercher des tuberculeux doivent le faire plutôt redouter par l'*arthritique* ; celui-ci s'en tiendra à un usage modéré et se gardera surtout d'en prendre plus d'un à la fois ; Monteuuis dit très bien « qu'il tient le premier rang parmi les aliments de suralimentation ».

---

(1) Les récentes expériences de Calmette sur les propriétés lécithinophiles du bacille tuberculeux constituent un nouvel argument en faveur de l'emploi du jaune d'œuf dans la tuberculose.

Dans la *goutte*, il est plutôt favorable, car il ne contient pas d'acide urique, et aide au contraire à son élimination par l'acide thyminique de ses paranucléines.

Quant aux *hépatiques*, il n'y a lieu ni de leur proscrire les œufs, ni de les leur recommander spécialement : nous avons vu plus haut pourquoi, et rappelons seulement que Dufourt a bien montré que les lithiasiques n'ont rien à craindre de la cholestérine de l'œuf.

CÉRÉALES

Avec les céréales, nous passons du règne animal au règne végétal, le seul qui puisse nous fournir vraiment de l'énergie, puisque seul il peut utiliser la chaleur solaire pour rebâtir avec des principes minéraux les édifices organiques, dont la combustion développera les calories qui nous sont nécessaires. L'énergie que nous puisons chez l'animal celui-ci l'a empruntée au règne végétal, elle nous arrive simplement par voie indirecte. Rien d'étonnant donc à ce que les végétaux tiennent dans notre alimentation une place prépondérante, sinon unique, comme le voudraient quelques-uns. Que l'on se place au point de vue de la ration calorique totale, ou de la ration azotée, ou de la ration minérale, on voit que les deux tiers au moins de chacune d'elles proviennent de la plante ; et si la proportion est moindre pour les corps gras, elle dépasse 90 p. 100, quand il s'agit des hydrates de carbone.

Parmi les aliments végétaux, les céréales tiennent à coup sûr le premier rang, et il est inutile d'insister sur l'importance d'une famille alimentaire qui, comprenant à la fois le pain et le riz, se trouve servir de base à la nourriture de l'humanité presque toute entière.

***

Caractères généraux

Leur composition est presque calquée sur un même modèle : les écarts d'un type à l'autre sont insignifiants et permettent de les caractériser par un certain nombre de propriétés communes. Pour mieux les faire ressortir, nous avons groupé dans un même tableau comparatif les proportions de leurs différents éléments.

	ALBUMINE	GRAISSES	HYDROC.	CENDRES	CALOR.
Orge...............	10,77	0,67	68,66	1,54	335
Avoine...............	12,37 (1)	6,03	65,77	1,36 (1)	380
Riz (en grains)...	7,19 (2)	1,76	72,59	0,89 (2)	349,5
Maïs...............	7.17	3,04	70,41	1,03	348
Seigle...............	7,71	1,23	73,47	0,83	346
Sarrasin...............	5,90	1,30	74,34	0,80	342
Froment...............	10,12	1,00	72,73	0,43	352

L'hydrate de carbone prend une place absolument prépondérante et laisse loin derrière lui, comme d'ailleurs dans les végétaux en général, l'élément gras ou azoté ; nulle part il n'est aussi largement représenté que dans les céréales ou leurs dérivés. Il s'y trouve presque uniquement sous forme d'amidon, contenu dans des grains de forme et de grosseur variable suivant les farines, dont l'enveloppe doit être ramollie par la cuisson.

L'albumine assez réduite est fort différente par

(1) Purines = 0,06.
(2) Purines = 0.

sa structure de l'albumine animale ; elle impose un plus gros travail aux ferments digestifs et s'absorbe beaucoup moins bien : tandis que le coefficient d'utilisation intestinale azotée est de 96 pour la viande, il reste pour les céréales aux environs de 80.

Les nucléines n'existent que dans l'enveloppe de la graine, dans le son ; les farines bien blutées n'en renferment pas, ou seulement des traces, exception faite pour l'avoine. Les céréales ne se rangent donc pas parmi les aliments générateurs d'acide urique.

Les graisses sont en quantité minime, mais intéressantes néanmoins par leur teneur en lécithines.

Les principes minéraux sont assez bien représentés, pour que les céréales contribuent pour plus de 1/5 à notre ration minérale journalière. La potasse et le phosphore sont les deux dominantes ; la magnésie est en général assez abondante, souvent plus que la chaux ; le taux du fer est élevé dans le seigle et l'orge. Quant au chlorure de sodium, il n'existe jamais qu'en quantité négligeable.

Enfin, comme tous les végétaux, les céréales renferment la cellulose qui sert d'enveloppe aux éléments nutritifs. Très réduite par la décortication et le blutage, elle n'en existe pas moins dans les farines et oppose à l'attaque des sucs digestifs une résistance à peu près complète.

L'eau étant peu abondante, la valeur nutritive est considérable ; elle est pourtant quelque peu réduite par l'insuffisance de l'absorption intestinale. Elle est, en outre, profondément modifiée par le mode de préparation : il est bien évident que si le pain reste un aliment des plus substantiels, une bouillie à l'avoine par exemple le sera beaucoup moins.

Ce mode de préparation est des plus variables : tantôt les graines sont simplement décortiquées, comme c'est le cas pour le riz, pour le gruau d'avoine ou d'orge perlée, qui peuvent entrer sous cette forme dans des mets variés : soupes, légumes, entremets, puddings ; tantôt écrasées en farine, elles servent surtout à la confection de bouillies avec ou sans lait : crème de riz, crème d'orge, crème d'avoine ; tantôt enfin, elles subissent des préparations plus compliquées, comme pour le pain et les pâtes alimentaires. Toutes ces façons de faire sont excellentes pour l'estomac : les farines, les pâtes et même les graines décortiquées, sont parfaitement tolérées par l'estomac et l'intestin ; pour le pain seul, il faut faire des réserves qui trouveront plus loin leur développement.

Les *répercussions* des céréales sur notre organisme sont dues presque uniquement à leur teneur en amylacés d'une part, en lécithines d'autre part. Dans l'estomac elles passent presque sans solliciter les processus sécrétoires : l'amidon continue simplement à subir l'action de la salive ;

l'albumine est, il est vrai, de digestion difficile ; mais, par rapport aux corps ternaires, elle ne se trouve qu'en faible proportion. Bien plus, il semble que les farines aient une influence heureuse sur le travail glandulaire et musculaire de l'estomac : d'après Beauvy, on se rend facilement compte par l'examen des vomissements des nourrissons que l'addition des farineux rend la coagulation du lait plus fine et plus grenue.

Dans l'intestin, au contraire, l'excitation est notable et intéresse surtout la sécrétion pancréatique : lentement digérés et résorbés tout le long du tube digestif, ce sont des aliments de digestion intestinale, par opposition à la viande qui est de digestion gastrique. Ils y exercent en outre une action antiseptique, bien mise en lumière par Combe dans son régime des farineux et confirmée par nombre d'auteurs. Celle-ci est probablement d'ordre plus physique que chimique : en adhérant aux aliments les hydrates de carbone en empêcheraient la fermentation ; c'est ainsi que dans le régime lacto-farineux de Combe, leur présence empêcherait la résorption trop rapide de la lactose, et faciliterait la production d'acide lactique tout le long de l'intestin.

La nutrition est influencée dans un sens parallèle par les hydrocarbonés d'une part, par les lécithines d'autre part, puisque tous deux se montrent aliments d'épargne, restreignant notamment la désassimilation azotée. Il faut ajouter que les céréales sont peu excitantes, qu'elles livrent leurs calories petit à petit, au fur et à mesure des besoins, et que, favorables au travail musculaire par tout le sucre que fournit leur digestion, elles lui permettent de se faire le plus économiquement possible.

Quant aux reins, leur travail est minime, puisque l'albumine est rare, dépourvue de bases xanthiques, et que les corps ternaires sont brûlés en eau et acide carbonique. Bien plus Achard et Paisseau, ont montré qu'un régime riche en hydrates de carbone facilitait l'élimination des chlorures, et diminuait la rétention.

Les céréales prises dans leur ensemble comportent un certain nombre d'*indications* et de *contre-indications* générales, qu'il nous semble préférable de signaler dès maintenant ; en étudiant chaque céréale isolément, nous ne noterons que les particularités.

Nous serons brefs sur leur valeur dans l'alimentation de l'homme normal ; les faits parlent par eux-mêmes, et rien n'est plus facile que de constater la santé et l'endurance physique des peuples qui vivent presque uniquement de riz, comme en Asie, de maïs, comme en Italie, ou même d'avoine comme en Irlande. Ce qu'il faut faire ressortir, c'est qu'elles constituent par l'ensemble de leurs qualités, l'aliment idéal du travailleur musculaire ; elles chargent peu l'estomac, ont un coefficient isoglycosique élevé, et des frais d'exploitation minimes.

Dans les *affections digestives*, elles sont parfaitement tolérées : les dyspeptiques les supportent bien à condition qu'elles soient décortiquées et qu'elles se présentent sous une forme appropriée : farines, gruaux, pâtes ; elles ne sont pas moins utiles, comme l'a montré Combe, dans les *affections intestinales*, en choisissant les céréales laxatives ou constipantes, suivant qu'il y a tendance à la constipation ou à la diarrhée.

Les mêmes qualités digestives en même temps que leur peu de toxicité en font aussi de bons aliments pour *les cardiaques et les brightiques*.

Enfin, l'abondance relative des lécithines et du phosphore permettent de les considérer comme un aliment de reconstitution et de croissance ; elles conviennent, notamment les plus minéralisées, aux *convalescents*, aux *consomptifs*, aux *tuberculeux*, et surtout aux adolescents qui ont une croissance difficile ou retardée (Springer). Dans ce dernier cas, comme aussi chez les *nourrices*, ou dans les *fièvres avec déminéralisation*, on emploie plutôt les décoctions de céréales, qui, faites avec le grain tout entier, sont plus riches en lécithines et en nucléines. En voici la formule d'après Martinet :

Froment, seigle, avoine, orge, maïs, son, une cuillerée à soupe de chaque.

Torréfier légèrement au four ou sur une tôle rougie ;

Moudre au moulin à café, ou broyer et réduire en pulpe au mortier ;

Ajouter un litre d'eau, faire bouillir et réduire à moitié environ (l'ébullition doit durer au moins deux heures) ;

Passer sur une étamine et ajouter une quantité suffisante pour un litre ;

Conserver en flacon lavé à l'eau bouillante.

L'altérabilité d'une pareille décoction est en effet très grande ; il faut la tenir dans un endroit frais ou à la glacière : même ainsi, il est bon de refaire la préparation tous les deux jours l'hiver, tous les jours l'été.

Les autres malades auront recours aux farines et surtout aux excellentes préparations du commerce (Knorr, Favrichon, Benedictus, etc.).

Les céréales sont encore d'un emploi commun chez l'enfant ; nous en traiterons plus loin (p. 198).

Le *diabète* constitue la seule contre-indication sérieuse ; encore n'est-elle pas absolue, puisque von Noorden a été jusqu'à recommander la farine d'avoine. La tolérance des diabétiques à l'égard des hydrates de carbone est d'ailleurs une question fort complexe ; il semble bien prouvé par les travaux récents, que le sucre est plus ou moins bien utilisé, suivant l'amidon et la plante dont il provient.

M. Labbé a proposé récemment une classification des amidons d'après leur tolérance chez les diabétiques ; les voici par ordre de tolérance décroissante : pomme de terre, riz, orge, avoine, froment, légumineuses. Il n'y a malheureusement là rien d'absolu ; il faut se méfier des variations personnelles ; la tolérance peut, en outre, varier chez le même individu d'un moment à l'autre.

La question ne peut être tranchée que par des analyses d'urine fréquentes qui permettent d'adapter l'alimentation à la limite d'utilisation.

***

CARACTÈRES PARTICULIERS

ORGE

L'orge se distingue par sa très grande digestibilité, et sa riche minéralisation. Il faut signaler spécialement sa teneur en phosphore et en magnésie; au point de vue phosphore, il n'y a que les poissons maigres, les jaunes d'œuf, le fromage, le chou, l'épinard et le haricot qui lui soient supérieurs; au point de vue magnésie, il n'y a que les carottes; moins pourvue de chaux elle convient parfaitement aux *oxaluriques*.

Elle est plutôt laxative, par sa richesse en cellulose.

La farine d'orge est employée chez les *enfants*, chez les *convalescents*, les *tuberculeux*, chez tous les *déminéralisés*; on raconte que c'était autrefois la nourriture des gladiateurs.

L'orge perlée est moins nourrissante que l'orge mondée, et celle-ci moins que l'orge décortiquée à la main.

De tout temps, l'eau d'orge fut considérée comme la boisson par excellence des *fébricitants*: la décoction d'orge non passée, ou   tisane entière représentait le diaeta tenuis d'Hippocrate ; la décoction passée formait la diaeta exacte tenuis. Dans toutes les fièvres, mais surtout lorsque l'estomac est très iritable, comme dans la péritonite, la dysenterie, le typhus, l'eau d'orge est la boisson la mieux tolérée et la plus avantageuse.

Meunier préconise chez les *dyspeptiques* qui sont obligés de boire chaud l'emploi d'infusion d'orge germée qui se montre à la fois nutritive et digestive par les diastases qu'elle renferme.

AVOINE

L'avoine est caractérisée par sa grande richesse en graisses et en lécithines. Plutôt laxative, elle est aussi stimulante. La bouillie d'avoine (porridge) est très employée en Angleterre ; c'est une soupe excellente pour les tuberculeux, et tous ceux qui luttent contre l'amaigrissement.

En Orient elle sert, dit-on, à faire engraisser les jeunes filles au moment de la puberté.

Von Noorden fait prendre à ses *diabétiques*, de grandes quantités d'avoine unie à du beurre et à des albumines végétales. La tolérance pour les hydrates de carbone est souvent augmentée, mais les résultats sont inconstants.

L'eau d'avoine s'obtient de la même façon que l'eau d'orge, mais est d'un usage beaucoup moins courant.

RIZ

Il n'est pas d'aliment qui ait d'aussi brillants états de service. Il forme la nourriture non seulement prédominante, mais presque exclusive de tous les peuples d'Extrême-Orient ; et s'il est permis de tirer de la guerre des leçons de diététique alimentaire, on peut dire que la guerre russo-japonaise a été la victoire du riz sur le blé.

Il faut pourtant modérer l'enthousiasme que certains ont pu concevoir ; le riz n'est pas un aliment complet ; trop riche en hydrates de carbone, il est beaucoup trop pauvre en azote et surtout en graisse ; s'il devait à lui seul couvrir les besoins azotés, la quantité absorbée dépasserait et de beaucoup la ration physiologique ; si l'on se contentait de chercher dans le riz le nombre de calories nécessaires, la ration serait notablement déficitaire en azote. Il n'est d'ailleurs aucun peuple qui se contente de cet aliment ; tous y ajoutent de la viande ou du poisson. Le soldat japonais recevait chaque jour, pendant la guerre, 500 grammes de viande, ou 300 grammes environ de poisson salé.

Le riz, est, en effet, de toutes les céréales. la plus pauvre en albumine ; Rübner expérimentant sur l'homme adulte ne put empêcher une perte minimum de 90 grammes par jour, quelle que fut la quantité de riz absorbé. Cette pauvreté en albumine constitue une première infériorité du riz sur le froment. L'insuffisance de la minéralisation en est une seconde : le riz, nous voulons parler du riz décortiqué, est environ deux fois moins riche en phosphore et en chaux que le pain ; la magnésie est un peu moins abondante, le fer un peu plus. La potasse est six fois moins élevée que dans les autres céréales, ce qui permet aux peuples qui vivent de riz, de consommer moins de sel, bien qu'il ne contienne que des traces de chlorure de sodium.

Le riz se montre, par contre, supérieur au pain par sa teneur en cellulose qui lutte contre la constipation et maintient le tonus intestinal, si étroitement lié au tonus vital. Encore est-ce là une supériorité dont s'accommoderait mal l'Européen qui voudrait faire du riz l'unique base de sa nourriture : nos intestins de civilisés, fatigués et mal entraînés, ne sauraient venir à bout d'une telle masse de résidus.

Quoiqu'il en soit de cette valeur comparative du pain et du riz, celui-ci n'en est pas moins un excellent aliment, dont on ne saurait trop conseiller l'emploi, aussi bien aux malades qu'aux bien portants. Il est d'une digestion facile, et, particularité précieuse, très bien toléré par les *hyperchlorhydriques* ; c'est sous cette forme qu'ils supportent le mieux les hydrocarbonés.

Il a été de tout temps conseillé dans les *états*

diarrhéiques, soit en nature, soit sous forme d'eau de riz ; il est probable que dans ces cas il agit plus comme antiseptique que comme constipant. Il est possible pourtant, qu'absorbé en trop grande quantité il puisse fatiguer l'intestin et engendrer la constipation.

Klemperer le recommande dans l'*oxalurie*, à cause de la rareté de la chaux et de l'abondance de la magnésie.

Pour être bien toléré, le riz demande à être cuit à point, ni trop ni trop peu ; au cours de la cuisson, l'amidon gonfle, et se change en partie en dextrine. La valeur alimentaire diminue naturellement en proportion: 100 grammes de riz cru donnent environ 300 grammes de riz cuit.

Cuit à l'eau et au sel, il est fort difficile à réussir, et son goût un peu fade empêche d'en manger une forte quantité. Le riz au gras, cuit dans du bouillon, est déjà plus rationnel, Mais c'est le riz au lait qui constitue la meilleure association culinaire, puisque le déficit en albumine et en graisse se trouve ainsi comblé. Le gâteau de riz présente les mêmes avantages : appétissant, nutritif, facile à digérer, il est très utile aux malades à estomac capricieux.

Les Orientaux mangent le riz, sans addition d'autres aliments, mais ils savent par les épices en varier le goût.

MAIS

C'est le blé des populations du sud-est de la France et du nord de l'Italie.

Il se fait remarquer par sa teneur en graisses et en cellulose, et sa pauvreté en albumine. Aussi les Italiens le consomment-ils sous forme de bouillie additionnée de fromage. C'est un aliment très nutritif, mais qui veut, pour être digéré, l'estomac robuste des travailleurs.

Le maïs est peu riche en principes minéraux : seule la magnésie y est abondante.

La pellagre règne à l'état endémique dans tous les pays à maïs, sans qu'on ait pu jusqu'à présent parer à ce gros inconvénient. On a pourtant remarqué que le son était surtout riche en toxines ; les farines au cylindre sont moins dangereuses ; mais il faut les consommer fraîches, car elles deviennent toxiques en vieillissant (Balf).

SEIGLE

Il sert à fabriquer le pain noir seul en usage dans quelques provinces pauvres. Ses éléments caractéristiques sont : la chaux, le fer, et surtout la cellulose. C'est à l'abondance de celle-ci qu'il doit ses succès dans le traitement de la *constipation*. La farine blutée donne le pain de seigle ordinaire : non blutée, elle donne le « pumpernickel » des Allemands. Le premier et surtout le second, sont d'une digestion pénible, et pour les estomacs Français, il vaut souvent mieux leur préférer le pain complet.

Le seigle est souvent envahi par un parasite : le claviceps purpurea ou ergot de seigle ; il devient alors toxique, et donne lieu à des épidémies dont les symptômes, assez semblables à ceux de l'empoisonnement par l'ergotine, sont surtout caractérisés par la gangrène des extrémités.

SARRAZIN

Le sarrazin ou blé noir, est surtout employé en Bretagne ou en Normandie pour faire des galettes qui se conservent fort longtemps ; mais c'est un aliment lourd et qui se digère difficilement.

FROMENT

Nous l'avons gardé pour la fin, en raison de son importance diététique toute spéciale. Venant immédiatement après l'avoine, comme valeur nutritive, il est malheureusement peu riche en minéraux. La farine de froment n'est guère employée en nature ; elle nous intéresse surtout par ses dérivés : le pain, les biscuits, la pâtisserie, les pâtes.

**

PAIN

C'est pour l'homme de race blanche, pour le Français en particulier, l'aliment par excellence, celui dont on ne saurait se passer. Le langage courant abonde d'expressions où le pain à lui seul sert à désigner l'ensemble de la nourriture, et ces expressions ne sont pas si fausses, puisqu'il arrive à représenter les deux tiers de l'alimentation des classes pauvres ; rien qu'à Paris, on en consomme 900.000 kilogrammes par jour. Ces chiffres sont à retenir : quand un aliment acquiert une telle importance, les moindres modifications qu'il subit doivent fatalement retentir, en bien ou en mal, sur la santé publique ; or, la moûture des farines, la fabrication du pain se sont sensiblement modifiées dans le siècle dernier; nous aurons à voir s'il faut s'en réjouir ou le regretter.

Le pain est fait avec la farine de froment ; celle-ci était autrefois broyée à la meule ; elle est maintenant obtenue par écrasement aux cylindres dits « Hongrois », qui attaquent surtout le cœur du blé. Une opération ultérieure ou blutage, consiste à rejeter l'enveloppe, ou son qui noircit la farine; les farines blutées à 10 p. 100 sont encore passablement impures ; les plus blanches atteignent environ 30 pour 100.

La farine pétrie avec de l'eau, du sel, et du levain est mise à fermenter, puis cuite au four, ce qui donne au pain l'aspect doré caractéristique.

Le rendement est d'environ 100 p. 100; 100 kilogrammes de farine donnent à peu près 100 kilogrammes de pain.

COMPOSITION ET VALEUR ALIMENTAIRE.

Albumine.	6,94		
Graisses.	0,95	Cl.	0,65
Hydroc.	52.69	Purines.	0 (1)
Cendres.	0,79		

Calories utilisables = 255

Ces chiffres se rapportent au pain blanc moyen.

Les corps azotés sont formés de gluten ou gluten-caséine, véritable caséine végétale qui se gonfle dans l'eau. Elle est accompagnée de la céréaline, pepsine végétale qui a pour propriété de peptoniser les matières azotées. Les graisses sont surtout des lécithines phosphorées : presque tout le phosphore se trouve sous cette forme ou sous forme d'acide méthylène-diphosphorique.

L'amidon forme la partie essentielle et vraiment nutritive du pain ; son abondance est très variable et oscille entre 40 et 60 gr. p. 10. C'est lui qui se modifie le plus profondément pendant la fabrication du pain. Il subit d'abord, en partie au moins ,la fermentation carbonique; le gaz dissout

(1) Le pain complet en contient 0,04 pour 100.

la pâte qui devient légère ; pendant la cuisson, l'amidon de la mie se transforme en empois et s'unit au gluten ; au niveau de la croûte, les hautes températures amènent une abondante formation de dextrines avec caramélisation partielle.

Au point de vue minéral, c'est le phosphore qui domine ; une bonne partie sous forme de phosphore organique. Ensuite viennent la potasse et la magnésie relativement très abondantes. Les cendres sont acides à cause de la prédominance de de l'acide phosphorique.

Le pain possède une valeur alimentaire élevée, due en partie à sa bonne absorption ; s'il se place après les légumineuses (pois, lentilles), les fromages, il vient bien avant la viande et les pommes de terre.

La valeur alimentaire de la croûte est sensiblement plus élevée, du fait qu'elle est moins riche en eau (25 au lieu de 45 pour 100). On a donc intérêt à faire plutôt des pains longs qui contiennent relativement plus de croûte. C'est ainsi qu'un pain rond de 1500 grammes, contient 39 pour 100 d'eau, tandis qu'un pain long de 750 grammes,. n'en renferme plus que 33 pour 100.

Le pain rassis est lui aussi un peu moins hydraté, mais ce n'est pas à cette qualité qu'il doit ses propriétés spéciales, puisque le chauffage qui augmente la déshydratation lui rend à peu près les caractères du pain frais.

Modes d'emploi

Le pain est surtout mangé avec les aliments dont il rehausse considérablement la valeur alimentaire. Parmi les nombreuses associations culinaires auxquelles il donne lieu, nous ne signalerons comme particulièrement judicieuses que la beurrée qui ajoute les graisses, et le fromage qui, mangé avec le pain, augmente sa teneur en azote et en graisse.

Répercussions

a) Digestive. L'action du pain sur l'estomac **est** assez complexe et pour être bien comprise **doit être** dissociée. Le gluten, comme toutes les albumines végétales, est d'une digestion difficile et provoque une forte sécrétion peptique, quatre fois plus forte que pour le lait ou la viande (Chigin); mais il est en quantité faible, tandis que l'amidon prédominant échappe entièrement à l'action du suc gastrique et subit simplement l'influence de la ptyaline, sous la seule condition que le taux chlorhydrique ne soit pas trop élevé. De par ses éléments constituants, le pain ne chargerait donc guère l'estomac, si l'état physique sous lequel il se présente ne venait entraver l'action des ferments salivaire ou peptique ; pris en trop grande quantité ou mal mâché, il forme en effet des masses compactes et spongieuses difficiles à dissocier, et qui fermentent fa-

cilement. On s'explique ainsi qu'il soit si souvent
mal toléré par les dyspeptiques, et qu'il aggrave
dans bien des cas les troubles digestifs. Le fait est
si vrai, qu'il suffit de changer l'état physique (pain
grillé, cakes, etc.), pour le rendre parfaitement
tolérable.

Dans l'intestin la digestion s'active et s'achève :
l'élément azoté, heureusement peu abondant, est
là encore, de digestion difficile ; de toutes les albumines, le gluten est celle qui nécessite à poids
égaux la plus forte quantité de ferment tryptique.
Il en est tout différemment pour l'élément hydro-
carboné ; à l'amidon du pain correspond la plus
faible sécrétion amylolytique.

L'absorption intestinale médiocre pour l'albumine (79 p. 100) est excellente pour l'amidon
(99 p. 100); au total, il reste fort peu de résidus,
et c'est à juste titre que le pain blanc actuel est
accusé d'entretenir la constipation.

Nous avons vu plus haut (p. 95), qu'à valeur
azotée égale, les frais d'exploitation digestive
étaient beaucoup plus élevés pour le pain que
pour le lait ; mais ceci n'est vrai que pour l'azote.
Ce que nous venons de dire pour le ferment amylolytique prouve, au contraire, que l'amidon, qui
qui est le véritable élément nutritif du pain, est
digéré à peu de frais ; et l'on doit conclure de cette
double constatation que le pain, excellent comme
pourvoyeur d'hydrates de carbone, est un mauvais
fournisseur d'azote.

b) Générale. Privé de nucléines, peu riche en azote, le pain n'apporte à nos organes en particulier et à la nutrition en général qu'une stimulation minime et peut-on dire bienfaisante : bon aliment de force, il abandonne ses calories au fur et à mesure des besoins, sans créer une excitation factice qui serait bientôt suivie de dépression.

C'est pourtant un acidifiant des humeurs ; Gautier a bien mis ce fait en lumière, en montrant la prédominance de l'acide phosphorique dans les cendres.

c) Eliminatoire. Tant qu'il ne fermente pas, le pain ne laisse dans l'organisme que des résidus d'une élimination facile, puisqu'ils sont surtout formés d'eau et d'acide carbonique. Bien digéré, il n'impose donc à la glande rénale qu'un travail minime.

INDICATIONS ET CONTRE-INDICATIONS.

Le pain est pour tous, malades et bien portants, la base de l'alimentation. A l'état physiologique, c'est surtout le travailleur manuel qui doit en consommer une grande quantité, puisqu'il brûle beaucoup de sucre. A l'état pathologique, il n'y a pas de maladies où il se trouve particulièrement indiqué, mais il en est en revanche où il est mal toléré et nuisible.

En première ligne se place les *affections gas-*

triques. De nos jours, bon nombre d'estomacs ne savent plus digérer le pain. L'abus du pain, les fermentations qu'il provoque sont à l'origine de beaucoup de ces dyspepsies de gros mangeurs, hommes pressés et avalant sans mâcher ; il suffit souvent de rationner le pain et de le faire prendre grillé pour voir disparaître la plupart des symptômes. Les *hyperchlorhydriques* le tolèrent encore fort mal ; dans leur suc gastrique hyperacide, l'action du ferment salivaire est entravée, et l'amidon restant intact fermente facilement. Tous les aliments riches en amidon, et le pain entre autres ne leur sont permis qu'à petites doses. Il en est de même chez les *grands dilatés*, les *sténosiques*. Dans les autres formes, on se conformera à la tolérance de chaque malade.

D'une façon générale, le pain frais est moins digestible que le pain rassis, parce qu'il forme une pâte peu accessible à l'action des sucs digestifs. Ceci est encore plus marqué pour le pain chaud, qui ne doit jamais être employé. La croûte est sensiblement plus légère à l'estomac que la mie ; nous avons dit pourquoi. Aussi est-il souvent indiqué d'ordonner à ces malades le pain grillé, les cakes ou les zwiebach.

Dans les affections de l'*intestin*, l'usage en sera aussi très surveillé, et on aura souvent intérêt à rationner les malades, surtout dans les formes avec constipation. Nous reviendrons tout à l'heure sur ce sujet.

Les *diabétiques* doivent naturellement rayer le pain presque entièrement de leur régime. Mais comme cette suppression est particulièrement pénible, et peut nuire à l'appétit, on s'est ingénié à faire pour eux des pains pauvres en hydrocarbonés, et plus riches en albumine. Parmi les meilleurs, on peut citer le pain de gluten qui ne contient plus que de 10 à 30 gr. p. 100 d'hydrates de carbone, le pain d'aleuronate d'Ebstein, qui en contient 8 à 20 p. 100, et surtout le pain d'amandes (voir p. 218).

Dans l'*arthritisme*, la ration journalière doit être sévèrement limitée, d'autant plus que ces malades en absorbent le plus souvent d'énormes quantités.

Le pain, de par sa haute valeur nutritive devient ainsi un important facteur de suralimentation, en même temps qu'une source de stase, de fermentations intestinales, et d'acidité humorale. Une ration de 250 gr. pro die est largement suffisante ; pour le reste, ils suppléeront par des pommes de terre cuites à l'eau qui ont l'avantage d'être peu nourrissantes, laxatives et alcalines. Les *goutteux* se trouveront également bien de cette façon de faire.

VALEUR DU PAIN BLANC ACTUEL

Nous n'avons eu en vue jusqu'ici que le pain blanc ordinaire fait avec des farines finement blutées et écrasées au cylindre ; c'est en effet le seul qu'on trouve maintenant dans les grandes villes, et à la campagne, l'usage s'en répand de plus en plus. Le moment est venu de nous demander jusqu'à quel point et sous quels rapports, il est supérieur ou inférieur au gros pain d'autrefois.

La différence de fabrication porte sur deux points : la farine est écrasée aux cylindres et non plus à la meule ; un blutage plus soigné la rend plus blanche. Ces deux modifications ont pour résultat d'écarter le son et de ne conserver que la pure farine. A ne considérer que le rendement en calories, elles sont plutôt heureuses : si l'azote diminue légèrement, l'amidon augmente dans le pain ainsi fait, et surtout l'absorption intestinale est très améliorée. Pour le pain blanc, l'absorption est de 95 p. 100, et seulement de 90 pour le pain complet fait avec le grain en entier.

Malgré les apparences, ce point de vue est secondaire ; il suffit d'augmenter la ration journalière de 1/20 pour compenser la perte subie ; et à côté de cet avantage d'ailleurs bien problématique, le pain blanc présente deux inconvénients essentiels.

Il n'est pas assez stimulant : d'abord pour le tube digestif ; les résidus, cette cellulose du son qu'on paraît tant redouter, ont au contraire, à condition de ne pas être trop abondants, une action des plus utiles ; ils maintiennent le tonus du tube digestif, en facilitent le fonctionnement, et luttent surtout contre l'atonie et la constipation. A notre époque le tube digestif est, de tous nos organes, celui dont la décadence est la plus marquée ; la constipation, la stase cæcale et ses suites, entéro-colite, appendicite, et même vieillesse prématurée ne seraient-elles pas dues en partie à ce fâcheux emploi de farines trop assimilables et sans résidus ? Nombre d'auteurs ont déjà répondu par l'affirmative.

Le pain blanc n'est pas assez stimulant pour l'organisme en général. Pour qui connaît à quel point le tonus général est étroitement lié au tonus digestif, cette conclusion s'impose. Nous ne saurions trop le répéter : autant l'organisme a tout à redouter des excitations exagérées et brutales de certains aliments, autant il ne saurait se passer de l'excitation normale et tonique fournie par l'alimentation en général : la vie cellulaire est fonction d'excitation, et à toute diminution de celle-ci correspondra un affaiblissement de celle-là. Cette insuffisance d'excitation est particulièrement fâcheuse dans un aliment qui couvre près des deux tiers de nos besoins journaliers et constitue la source d'énergie la mieux graduée et la plus régulière. « Il n'est donc pas étonnant que, avec l'introduction du pain blanc dans les campagnes, le paysan ne trouvant plus dans le pain son contingent de stimulant, en ait senti le besoin, et en ait cherché ailleurs la satisfaction » (Monteuuis) (1) ; et par là la question du pain touche à celle de l'alcoolisme.

(1) Monteuuis. *L'alimentation et la cuisine naturelle dans le monde.*

Le second défaut du pain blanc est d'être *insuffisamment minéralisé*, et surtout *insuffisamment phosphoré*. Ce défaut, plus grave pour cet aliment que pour tout autre, puisque tous les jours il nous apporte près de 20 p. 100 de notre ration minérale, est abondamment prouvé par les analyses chimiques. Voici, d'après Muntz, la composition comparée des farines broyées au cylindre ou à la meule.

	Farine aux cylindres		Farine à la meule	
	CROUTE	MIE	CROUTE	MIE
Matières azotées	8,06	5,87	8,50	6,62
Cendres	1,81	1,57	2,52	2,06
Ac. phosphorique	0,19	0,13	0,28	0,20

L'action du blutage est encore plus néfaste, puisque sur 21 parties de sels minéraux que contiennent 1000 parties de grain, il y en a 5,5 dans la farine et 15,5 dans le son ; puisque sur 8,93 de phosphore il y en a 2,33 dans la farine et 6,60 dans le son. Le son, que l'on s'ingénie à écarter le plus possible, entraîne avec lui les trois quarts des principes minéraux, du phosphore, de la magnésie, etc.

Il est inutile d'insister sur l'importance de telles constatations. Un organisme moins riche en matières minérales, un système nerveux moins riche en phosphore et en magnésie se trouve dans un état d'infériorité constant et marqué. Et comment ne pas remarquer que cet appauvrissement du pain se produit justement dans notre siècle où la vie intense, le surmenage nerveux et cérébral augmente la désassimilation phosphorée, où la déminéralisation devient de jour en jour plus fréquente.

De nombreux efforts ont déjà été faits pour remédier à ces conséquences désastreuses des progrès industriels. Au début, on eut surtout en vue les inconvénients intestinaux du pain blanc : contre la constipation on a préconisé une série de pains laissant d'abondants résidus ; les plus employés sont le pain de seigle, encore appelé pain noir et le pain de Graham qui fait avec tous les éléments du grain grossièrement moulu, se montre encore plus actif. Ils peuvent rendre de grands services, mais seulement chez les gros mangeurs à tube digestif robuste : tous les estomacs tant soit peu délicats ne peuvent les supporter.

Au fur et à mesure que la question a été mieux connue, le but à atteindre s'est précisé, et les efforts tendent maintenant à redonner un pain rationnel, même aux bien portants. Deux formules sont en présence : les uns préconisent le vrai pain complet contenant la totalité du grain, les autres le pain bis, dit pain bis moderne (Monteuuis), qui tient en somme le milieu entre le pain blanc et le pain complet. Nous nous rallions volontiers à cette seconde solution. On peut en effet reprocher au pain complet d'être mal absorbé et mal toléré ; nos tubes digestifs ne sont plus en état de supporter cet aliment relativement grossier. Avec le pain bis, l'inconvénient diminue ; encore fera-t-on bien de s'y mettre graduellement, en prenant d'abord 50, puis 100, puis 200 grammes, et ainsi de suite jusqu'à ce que la ration entière puisse être prise sans difficulté. Les avantages au point de vue minéral paraissent d'ailleurs à peu près les mêmes. Fauvel (1), remplaçant le pain blanc par des doses égales de pain complet d'une part, de pain bis moderne d'autre part, a constaté que dans les deux cas, l'augmentation de l'excrétion phosphorique était d'environ 0 gr. 25. Nous ne saurions comme lui trouver cet écart minime, un gain journalier de 0 gr. 25, donnant pour l'année un total de 91 gr. 25 d'acide phosphorique.

Point n'est besoin d'ailleurs de recourir aux pains spécialisés et vendus plus ou moins chers. Ce qu'il faut, c'est réagir contre les tendances actuelles et obtenir des boulangers un pain fait avec une farine à la meule et d'un blutage moyen.

La chose ne va pas sans difficultés, mais les intérêts en jeu sont assez considérables pour justifier un effort soutenu (2).

(1) Fauvel. *Congr. inte nat. d'hygiène alimentaire.* Paris, 1906.

(2) Nous renvoyons ceux de nos lecteurs qui voudraient des renseignements plus détaillés sur cette importante question aux travaux très documentés de : Lefévre « Pain complet » *Réforme alimentaire.* Août 1905. Fauvel « La question du pain » *Réforme alimentaire.* Novembre 1905. Janvier 1906. — Monteuuis, *loco citato*, p. 68.

.*.

BISCUITS

Ils doivent leurs propriétés et leur nom à ce que la farine de froment, additionnée d'un peu d'eau, subit une double cuisson, ce qui en fait des aliments beaucoup plus légers et plus nutritifs. Beaucoup contiennent en outre, du lait, du beurre, des œufs, en proportion variable. Voici la composition moyenne de biscuits secs variés :

ALBUMINE	GRAISSE	HYDROCARB.	CENDRES	CALORIES UTILISABLES
8,99	7,92	69,74	1,34	399

On voit qu'il s'agit d'un véritable aliment dont la valeur nutritive est considérable et la minéralisation accentuée.

Faciles à digérer, ne fermentant pas, ils rendent surtout service dans les *troubles digestifs* : chez les *dyspeptiques intestinaux*, et surtout *gastriques*, chez les *anorexiques*, voire même les *hépatiques*, les *cardiaques*, les *brightiques*, ils remplacent le pain avec avantage, et apportent au régime souvent insuffisant un appoint sérieux. Nous avons vu qu'on pouvait presque toujours les incorporer au régime lacté dont ils corrigent la fadeur et modifient heureusement les proportions. Parmi les plus légers, citons les biscottes, breakfeast, longuets, Albert et Marie.

Ne rentrent nullement dans cette catégorie tous les biscuits fourrés avec une crême plus ou moins

compliquée ; ils sont au contraire, assez lourds,
et relèvent plutôt de la pâtisserie.

.*.

PATISSERIE

Rien de plus dissemblables que les différents
mets englobés sous cette dénomination. Pourtant,
puisque la pâte constitue en même temps un caractère et un inconvénient commun à beaucoup
d'entre eux, il nous a paru rationnel d'en parler à
propos de la farine de froment qui en est l'élement
principal.

On l'additionne de beurre et d'œufs en proportions variables : le tout est soigneusement mélangé, roulé et cuit au four sans avoir levé. On
obtient ainsi un produit compact, de haute valeur nutritive, mais de digestion pénible, et cela
d'autant plus que la cuisson a été poussée moins
loin. Les *feuilletés* sont un peu moins lourds, mais
ont l'inconvénient d'être faits le plus souvent avec
de vieux gâteaux non vendus.

La pâte ne forme que la base de la *pâtisserie
malsaine et antihygiénique* ; les recettes des différents gâteaux comportent l'addition d'une série de
produits, crême dite Saint-Honoré, moka riche
en beurre, amandes, etc... qui ne font qu'en aggraver les méfaits. Il faut en rapprocher les petits
fours frais, les fondants, dragées, pralines, les bei-

gnets, les crêpes, qui complètent à peu près le bilan de la mauvaise pâtisserie. Ses inconvénients sont avant tout d'ordre digestif : elle charge et fatigue l'estomac, elle favorise les fermentations intestinales.

Cette variété de gâteaux et de sucreries doit être défendue à tous les *dyspeptiques* sans exception, aux entéro-colitiques, diarrhéiques, constipés ; aux *cardiaques* et aux *brightiques*, aux *eczémateux*, à tous les malades de la peau ; aux *diabétiques*, bien entendu ; enfin même aux *hépatiques*, aux *obèses*, aux *arthritiques* en général. Chez les bien portants, l'usage de la pâtisserie doit être surveillé ; les femmes du monde surtout en font un véritable abus qui les conduit souvent à la dyspepsie d'une part, à l'anémie et parfois au diabète de l'autre.

Mais à la pâtisserie indigeste et mal comprise, on peut en opposer une autre qui sait *flatter le goût, sans nuire aux organes digestifs* ; celle-là, a sa place marquée sur toutes les tables, car tout en nourrissant, elle facilite le travail de l'estomac; celle-là peut être permise, au moins en petite quantité, aux malades que nous venons de citer, exception faite des *diabétiques*.

Elle comprend d'après Pascault, en dehors des biscuits dont nous avons déjà parlé :

« Les gâteaux de pâte sucrée (faits de farine, sucre et œufs avec peu de beurre), genre madeleines, génoises et gâteaux de Savoie ;

« Le bon pain d'épice et les nonnettes ;

« Les tartes aux fruits et au riz, qui sont per- mises également à condition que la croûte soit bien cuite ;

« Les meringues avec crême fouettée et non avec crême pâtissière ».

Nous ajouterons la brioche, ou tout au moins la brioche mousseline qui, bien faite et avec peu de beurre, est en général, parfaitement tolérée même par les dyspeptiques.

****

PATES ALIMENTAIRES

Elles sont obtenues par cuisson de la farine de froment avec des quantités variables, mais toujours minimes de lait ou de beurre et d'œufs ; macaroni, nouilles, tapioca, pâtes d'Italie ont à peu près la même composition. Voici celle du ma- caroni :

Albumine.	10,46		
Graisses.	0,70	Cl.	0,08
Hydrocarb.	72,34	Purines	0.
Cendres.	0,83		

Calories utilisables = 349

On voit combien la proportion des principes constitutifs les rapprochent des céréales et notam- ment du pain, dont elles dépassent d'ailleurs la va- leur nutritive. Leurs cendres ont l'avantage d'être alcalines : le phosphate de soude y est prédominant.

Les pâtes sont des aliments d'une digestion très facile, et surtout intestinale. Elles réalisent, en outre, une certaine antisepsie des voies digestives.

C'est surtout depuis les travaux de Combe de Lausanne, qu'elles sont très employées dans la diététique des *dyspepsies gastriques ou intestinales*. Elles sont particulièrement utiles dans les dilatations gastriques avec fermentations et dans l'entérocolite. Beaucoup de malades se trouvent fort bien de remplacer le pain toujours un peu indigeste, par les pâtes. Nous devons pourtant reconnaître que cette pratique qui vient de Suisse plaît davanges aux gros appétits des Allemands qu'aux estomacs plus délicats des Français.

En France, les pâtes sont un précieux élément du régime, mais ne sauraient guère faire tous les frais de l'alimentation.

Pour être vraiment efficaces, elles doivent être préparées sans beurre, ni fromage, et simplement cuites à l'eau et au sel ; il faut veiller à ce qu'elles ne soient ni trop, ni trop peu cuites. Une fois sur la table, on y ajoute un peu de beurre frais ou de fromage râpé. Pour les intestins tout à fait susceptibles, Combe préconise l'emploi de pâtes faites sans œufs.

Contre-indiquées chez les *diabétiques* et les *obèses*, elles conviennent à tous ceux dont l'intestin fonctionne mal, *hépatiques, cardiaques, brightiques*, bon nombre d'*arthritiques*, à condition d'en rationner l'usage.

Dans la *tuberculose* à forme dyspeptique, on obtient souvent grâce à elles des engraissements rapides et durables.

***

MARRONS, CHATAIGNES

Dans certains pays, ces deux corps qui n'appartiennent pas aux céréales, mais s'en rapprochent par leur composition, ont un rôle alimentaire considérable. En Corse, notamment, la châtaigne est le véritable blé du pays : « Pane di legno », suivant l'expression corse.

Par sa composition :

ALBUMINE	GRAISSES	HYDROCARB.	CENDRES	CALORIES
6,35	2,40	67	1,60	321

elle se montre moins azotée, moins hydrocarbonée que la farine de froment, mais sensiblement plus grasse. Elle est aussi beaucoup plus riche en matières minérales.

La pulpe de la châtaigne, du marron, qu'elle soit cuite, bouillie, ou réduite en farine, n'est pas d'une digestion très facile et ne doit pas être permise aux dyspeptiques. Mais comme nourriture normale, elle possède une réelle valeur.

LÉGUMINEUSES

Elles forment un groupe remarquablement homogène, autant par leurs qualités et leurs défauts, que par leur constitution qui est presque identique d'un légume à l'autre.

	ALB.	GRAISSES	HYDROC.	CENDRES	PURINES	CL.	CALOR.
Lentilles	20,40	1,31	57,40	2,35	0,07	0,07	337,40
Haricots blancs	17,45	1,39	59,69	2,63	0,07	0,02	334,50
Pois secs	19,35	1,54	57,71	2,10	0,04	0,05	336
Fèves sèches	21,01	1,45	55,25	2,22		0,04	332

On voit que les légumineuses sont très *azotées*, à l'égal de la viande qu'elles surpassent de beaucoup par leur richesse en hydrates de carbone. L'azote s'y trouve surtout sous forme de légumine, sorte de caséine végétale, qui ne forme pas avec l'eau une pâte analogue au gluten, et dont la digestibilité est sensiblement supérieure.

Mais en même temps, les légumineuses se montrent très riches en nucléines, et cela d'autant plus que les graines ont été cueillies plus jeunes. Elles doivent être classées parmi les aliments producteurs d'acide urique, au même titre que la viande.

L'acide oxalique existe en quantité notable dans

les haricots et les fèves ; les lentilles, les pois n'en contiennent pas.

Si les *graisses* sont presque absentes, les *hydro-carbonés* sous forme d'amidon se rapprochent du taux élevé qu'ils atteignent dans les farines de céréales. La cellulose est sensiblement plus abondante que dans celles-ci, mais surtout localisée dans l'enveloppe du grain : c'est ce qui fait la valeur diététique des légumes décortiqués.

Les *cendres* contribuent pour une large part, à la haute valeur diététique des légumineuses ; elles sont deux fois plus abondantes que dans la viande ou le pain, et seuls les légumes verts se montrent plus minéralisés par rapport à leur richesse en calories. La potasse y est prédominante : unie à la soude qui est moins abondante, elle leur assure une certaine alcalinité, mais qui reste bien au-dessous de celle des autres légumes ; l'acide phosphorique y atteint un taux des plus élevés qui n'est dépassé que par le fromage, le jaune d'œuf et la farine d'orge ; il se trouve presque tout entier sous forme organique assimilable : nucléines, lécithines, oxy-méthylène-diphosphates, ce qui place les légumineuses à la tête des aliments de rephosphatisation. La chaux et la magnésie sont encore assez bien représentées, la seconde plus que la première ; quant au fer, il n'est abondant que dans les lentilles.

La *valeur alimentaire* des légumineuses est considérable ; elles forment même un aliment presque complet, albuminoïdes et hydrates de carbone s'y trouvant en fortes proportions. Rübner avec 520 gr. de pois secs par jour, a pu maintenir l'équilibre azoté et carboné des individus en expérience ; le fait n'a, bien entendu, qu'une valeur purement expérimentale. Leur modique prix de revient rend plus précieuse encore cette puissance nutritive : c'est en légumineuses que l'unité calorique coûte le moins cher : les 100 calories coutent 0 fr. 146 en pois cassés, et 0 fr. 157 en pain blanc ; un kilogr. de pois cassés vaut 0 fr. 50 et équivaut à 1.400 grammes de pain qui coûteraient 0,56. Si l'on joint à cela la facilité de conservation, l'inaltérabilité, on comprend que les légumes secs constituent un aliment de tout premier ordre, tout indiqué pour l'approvisionnement des grandes masses d'hommes.

Il faut pourtant savoir qu'en pratique, et si l'on se place par exemple au point de vue de la suralimentation, cette haute puissance nutritive doit subir des correctifs ; tous ces légumes absorbent en cuisant une grande quantité d'eau ; c'est ainsi que 300 grammes de pois secs donnent 1.200 grammes de purée ; la proportion est à peu près la même pour haricots et lentilles. L'absorption intestinale est, d'autre part, assez médiocre, et ne dépasse guère 91 p. 100, tandis que le riz, les pâtes, le pain, le lait, la viande, atteignent 95 ou 96 p. 100. Enfin ils produisent assez rapidement, surtout chez les malades, une sensation de satiété qui empêche d'en absorber une grande quantité.

***

PRÉPARATIONS ET MODES D'EMPLOI

Pour être digestes et assimilables, les légumes secs doivent être modifiés d'abord par l'hydratation, puis par la cuisson.

L'hydratation qu'on obtient en trempant les légumes un temps variable pour chaque espèce, ramollit l'enveloppe et prépare la cuisson.

Celle-ci est importante : elle hydrate l'amidon, en transforme une partie en amylo-dextrine et facilite ainsi considérablement la digestion et l'absorption. La cellulose est également modifiée, et devient en partie absorbable. Quant à la légumine, elle a tendance à former avec le carbonate de chaux de l'eau de cuisson des combinaisons insolubles; c'est ce qui fait que l'eau riche en calcaire cuit mal et « durcit » les légumes. On peut remédier à cet inconvénient en ajoutant à l'eau 0 gr 3 à 0 gr 5 par litre de carbonate sodique, qui agit comme décalcifiant.

La cuisson des légumes, telle qu'elle se pratique en général à l'heure actuelle, est mal comprise. Elle comporte certains inconvénients sur lesquels nous insistons ici pour ne plus y revenir. Les légumes sont mis à cuire dans une eau abondante qui est ensuite jetée ; cette façon de faire irraisonnée abaisse la valeur nutritive des aliments, l'eau entraînant une certaine quantité de sucre ; elle diminue leur digestibilité par la perte d'essences aromatiques capables d'influencer favorablement le goût et l'odorat, et de susciter la sécrétion psychique de l'estomac ; enfin et surtout elle entraîne une perte importante de sels minéraux qui ont diffusé dans l'eau de cuisson. Les légumes doivent au contraire être cuits à petit feu, avec le minimum d'eau, dans une casserole hermétiquement close ; on trouve maintenant dans le commerce des appareils permettant ce genre de cuisson, qui était autrefois le plus répandu et auquel nous avons tout intérêt à revenir.

L'assaisonnement des légumes secs est bien compris, puisqu'en les préparant, soit au beurre, soit à l'huile, on leur apporte les corps gras qui leur manquent .

Il est souvent recommandé aux malades de les prendre en purée, ou de s'adresser aux légumes secs décortiqués. Cette précaution est, dans bien des cas, parfaitement justifiée, car l'enveloppe de la graine, d'une digestion difficile, peut charger l'estomac et irriter l'intestin ; elle n'est pourtant pas sans inconvénients : la purée est avalée rapidement, presque sans mastication, ce qui est mauvais pour l'estomac, et d'autre part le péristaltisme intestinal se voit privé des résidus cellulosiques qui lui servent d'excitants physiologiques. Il faut donc strictement réserver cette forme culinaire à ceux qui en ont vraiment besoin.

***

RÉPERCUSSIONS

a) Digestive. A ne considérer que les éléments en présence, elle se rapproche de celle des céréales, bien que pourtant l'abondance de l'albumine augmente un peu le travail gastrique ; mais c'est surtout l'enveloppe cellulosique qui retarde l'attaque des ferments et diminue d'autant la digestibilité ; on comprend ainsi la nécessité d'une mastication prolongée qui complète l'œuvre de la cuisson.

Dans l'intestin, les légumes secs sont à la fois des excitants glandulaires, surtout pancréatiques, par leur albumine et plus encore par leur amidon, et des excitants musculaires par leur cellulose ; pris en trop grande quantité, ou dans un intestin fatigué, ils subissent facilement la fermentation acide ou gazeuse.

b) Générale et éliminatoire. A ce double point de vue, ils se placent assez exactement entre les céréales, puisqu'ils sont riches en corps ternaires, et la viande, puisqu'ils sont riches en azote et en nucléines ; ils doivent pourtant être plutôt rangés parmi les aliments excitants et toxiques, et le terme de viande végétale leur convient parfaitement.

Après ce que nous avons dit des qualités nutritives des légumineuses, on comprend aisément quelle place elles doivent tenir dans l'alimentation de l'ouvrier, pour lequel elles peuvent presque remplacer la viande, du soldat, de toutes les grandes agglomérations d'individus, et même de tout homme bien portant, surtout pendant l'hiver, car l'été les dépenses caloriques sont moindres, et elles doivent céder le pas aux légumes frais moins nourrissants .

Elles sont particulièrement utiles à l'*enfant*, à l'*adolescent* qui a besoin pour construire ses tissus du phosphore, de la chaux, de la magnésie dont elles sont si abondamment fournies ; plus utiles encore dans les cures de reminéralisation, de rephosphatisation, la *convalescence* et la *tuberculose* en particulier.

Dans tous ces cas ,les légumes secs seront pris en entier et on veillera seulement à ce qu'une bonne mastication facilite la tolérance gastrique.

Il est, par contre, une série d'états où ils ne peuvent être supportés qu'en purée ou sous forme de légumes décortiqués. : ce sont les *dyspepsies*, surtout dans leurs formes *hypo* ou *apeptiques*, les *dilatations moyennes*, les *vieilles gastrites*, les *dyspepsies secondaires* des tuberculeux, des anémiques, des neurasthéniques. Ce sont encore les *entéro-colites, entérites, entéroptoses*. Pour tous ces cas, les pois, lentilles, flageolets, sont préférables aux haricots moins bien tolérés.

Chez l'enfant *arthritique héréditaire* dont l'intestin est si souvent délicat et irritable, ces purées formeront une des parties importantes du régime.

Enfin il est un certain nombre de cas où les légumes secs sont contre-indiqués, qu'ils soient ou non décortiqués. C'est d'abord le *diabète* ; non seulement, ils sont fort riches en hydrates de carbone, mais ceux-ci sont parmi les plus mal tolérés, venant immédiatement après la saccharose et l'amidon du pain.

C'est ensuite l'*obésité*, les *affections hépatiques*, car ils ont une grande tendance à se transformer dans le foie en matières grasses ; l'*hyperchlorhydrie*, les *grandes dilatations gastriques*, où l'hyperacidité arrête la digestion de l'amidon et provoque la fermentation.

C'est enfin l'*arthritisme*, non pas tant parce qu'ils sont trop nutritifs, que parce qu'ils sont producteurs d'acide urique : les *goutteux*, *graveleux*, et même les *rhumatisants*, les *migraineux*, les *névralgiques* ont tout intérêt à les rayer presque entièrement de leur régime. Il en est de même pour les *scléreux*, les *cardiaques*, les *brightiques*.

*_**

Particularités

1o *Lentilles*. C'est la variété la plus précieuse

à tous les points de vue. C'est la moins riche en cellulose et la plus digestible. A ce titre, elle se recommande tout spécialement aux *dyspeptiques*, aux *entéritiques*. Elle est d'une richesse en fer très supérieure aux autres légumineuses. Elle se place parmi les aliments très ferrugineux, avec et après le boudin, le jaune d'œuf, quelques légumes verts et quelques fruits, et se trouve particulièrement indiquée dans les états *anémiques*.

2º *Haricots*. On en distingue un grand nombre de variétés, notamment les haricots blancs ou rouges, dont la composition est à peu près la même. Riches en cellulose, contenant un peu plus de graisse que les autres légumineuses, ils sont parmi les moins digestibles ; ils fermentent facilement, avec abondante formation de gaz ; aussi sont-ils spécialement contre-indiqués dans la *dyspepsie flatulente*. Très riches en phosphore et en magnésie, ils sont au contraire un excellent aliment pour l'adolescent ou l'adulte normal.

Les flageolets sont plus fins et plus digestibles que les haricots, mais aussi plus riches en corps xanthiques.

Quant aux haricots verts, ils se rapprochent beaucoup plus par leur composition des légumes frais dont nous parlerons plus loin. C'est ainsi que l'extrait sec ne représente que 8 p. 100 du poids total ,et l'eau 92. Ils ne renferment que 4 p. 100 d'hydrates de carbone ,dont la majorité sous forme d'inuline, d'inosite ou d'amylacés inaptes à donner du glucose : aussi sont-ils permis aux *diabétiques.*

Ils sont au contraire spécialement contre-indiqués dans l'*arthritisme*, l'*uricémie*, l'*oxalurie*, les *maladies de foie*, à cause de leur richesse en acides urique et oxalique.

3º *Pois.* A tous les points de vue, constitution, teneur en azote, en graisse, en amidon, ils tiennent le milieu entre les lentilles et les haricots. Très riches en cellulose, ils sont comme ces derniers peu digestes. Les pois cassés, qui n'ont plus leur enveloppe, sont plus nutritifs et mieux tolérés que les pois secs. Les uns comme les autres s'emploient surtout en purée. Pour éviter les fermentations, il est bon d'ajouter à celle-ci des croûtons qui obligent à une absorption plus lente et à une mastication plus soignée.

Les petits pois frais contiennent relativement peu de sucre, un peu plus pourtant que les haricots verts. Ils se distinguent eux aussi par leur richesse en corps xanthiques, qui entraînent les mêmes contre-indications. Bien mâchés, ils sont faciles à digérer, et leur cellulose est en bonne partie assimilable.

4º *Fèves.* Elle se signalent par leur teneur en cellulose (nous avons en effet, rangé les légumineuses par ordre de richesse croissante en cellulose: lentilles, haricots, pois, fèves). Il s'en suit que ces dernières forment un mets relativement lourd et indigeste ; malgré l'abondance du phosphore et surtout de la magnésie (aucun aliment n'en contient davantage) : elles ne peuvent être conseillées qu'aux estomacs vigoureux. Décortiquée la fève est pourtant un peu plus digeste. En France on en consomme peu, sauf dans certaines campagnes ; c'est d'ailleurs un excellent aliment pour le travailleur agricole.

POMMES DE TERRE

Par toutes ses propriétés, la pomme de terre qui forme le type le plus répandu du tubercule, peut servir de transition entre les céréales et les légumineuses d'une part, et les légumes verts d'autre part. L'eau tient une place de plus en plus prépondérante aux dépens de la valeur alimentaire ; les hydrates de carbone diminuent, l'albumine encore plus ; même au point de vue minéral, acide phosphorique, chaux, magnésie, cèdent le pas à la potasse et à la soude, et confèrent à la pomme de terre une alcalinité déjà élevée, que nous verrons plus forte encore dans les légumes frais.

****

COMPOSITION ET VALEUR ALIMENTAIRE

Albumine.	1,73		
Graisses.	0,11	Cl.	0,04
Hydrocarb.	20	Purines	0,003
Cendres.	0,77		

Calories utilisables = 90

Ces chiffres qui représentent une moyenne varient non seulement suivant les variétés de pommes de terre, mais encore suivant l'âge du tubercule : c'est ainsi qu'au printemps, elles sont sensiblement moins riches en hydrocarbonés, qu'à l'automne ou en hiver.

Ces *hydrocarbonés*, qui résument presque à eux seuls la valeur nutritive de la pomme de terre, sont à l'état d'amidon ou de fécule. Sous l'action de la chaleur, l'amidon se change en sucre ; le phénomène inverse a lieu, lorsque la pomme de terre reste un certain temps dans un endroit froid. Laissé trop longtemps à la chaleur, le tubercule germe, et la transformation d'amidon en sucre est cette fois définitive.

L'*azote* est rare, et près de la moitié ne se trouve pas sous forme d'albumine, mais d'asparagine, acide glutamique, leucine, tyrosine.

Les *cendres* contiennent peu d'acide phosphorique, peu de magnésie et encore moins de chaux, mais jusqu'à 60 p. 100 de potasse. C'est une des raisons pour lesquelles la pomme de terre doit toujours être mangée bien salée. Bunge a montré en effet que la potasse ingérée dédouble le chlorure de sodium du sang et forme du chlorure de potassium qui, se trouvant en excès, s'élimine par l'urine ; il faut donc rendre au sang le chlore qu'il a ainsi perdu ; or, la pomme de terre n'en contient que des traces. Cette potasse, qui se trouve partie unie à des acides organiques, partie à l'acide phosphorique, donne aux cendres une alcalinité très prononcée. Le fer est assez bien représenté.

La *valeur alimentaire*, contrairement à une opinion très répandue, est faible et diminuée encore du fait de l'absorption intestinale qui est médiocre. Il faut en outre remarquer que le chiffre de 90 calories s'applique à la partie comestible de la pomme de terre ; si on la prend telle qu'elle est chez le marchand, le déchet est important et le rendement calorique n'atteint plus que 69 calories pour 100 grammes.

***

Préparations et modes d'emploi

La cuisson est toujours nécessaire pour modifier la fécule et la rendre plus assimilable ; la façon dont elle est faite, comme aussi l'assaisonnement changent notablement les qualités nutritives du légume.

Bouillie, son poids change peu ; un kilogr. de pommes de terre fraîches donnant 1.100 gr. environ de pommes de terre bouillies; mais elle abandonne à l'eau une partie de ses sels, ce qui doit faire rejeter ce mode de préparation.

Le même inconvénient n'existe pas avec la cuisson *sous la cendre* ou à l'*étouffée*, à la *vapeur* (1), qui sont excellentes : dans le premier cas, le légume perd un quart de son poids par évaporation, dans le second cas et à condition de le recouvrir d'eau, il ne change guère de poids.

(1) Celle-ci se fait très bien dans les appareils appelés diables, que l'on trouve facilement dans le commerce.

La *purée* est encore une bonne préparation, très utile aux dyspeptiques : le légume y absorbe à peu près son volume d'eau ; mais on peut ajouter du lait qui modifie heureusement la teneur en albumine et en graisse et le taux nutritif.

Quant aux pommes de terre *frites*, leur valeur alimentaire est plus que doublée par la perte en eau et l'addition de graisse, mais elles sont moins digestibles. Nous en dirons autant des pommes de terre au *beurre*, à la *graisse*, en *salade*, etc.

*
* *

RÉPERCUSSIONS

a) Digestive. De tous les aliments végétaux, la pomme de terre est le plus léger à l'estomac : l'azote est réduit au minimum, l'amidon à l'état de fine division ; la cellulose elle-même tendre et peu abondante ; seul l'assaisonnement peut, comme nous l'avons signalé, modifié la digestibilité.

L'intestin n'est pas moins favorablement influencé ; tandis que les hydrocarbonés stimulent la sécrétion pancréatique, le péristaltisme reçoit des résidus cellulosiques une excitation bienfaisante et modérée. La fermentation est rare.

b) Générale. A ce point de vue encore, la pomme de terre exerce une action plutôt bienfaisante aux processus nutritifs, à la vie cellulaire dans son ensemble ; pauvre en azote et riche en corps ternaires elle restreint les dépenses ; par son action sur le tonus digestif, elle retentit heureusement sur le tonus général, c'est un aliment qui « tient au corps » ; enfin son alcalinité favorise l'oxydation et la combustion des déchets cellulaires.

c) Rénale. L'abondance des sels de potasse la rendent plutôt légèrement diurétique .

***

INDICATIONS ET CONTRE-INDICATIONS

C'est par toutes les qualités que nous venons d'énumérer que la pomme de terre constitue un excellent aliment, autant sinon plus que par sa valeur nutritive qui nous l'avons vu, est médiocre, ou par son prix minime ; sous ce rapport le pain et surtout les légumineuses lui sont supérieurs : 1.000 calories coûtent 2 fr. 89 en pommes de terre, 1 fr. 57 en pain blanc moyen, et 1 fr. 46 en pois cassés. Aussi ne doit-elle pas être considérée uniquement comme un aliment de pauvre ; sa place est tout aussi marquée, sinon plus, sur la table du riche.

A l'état pathologique, ses indications relèvent d'une part de sa parfaite digestibilité, d'autre part de sa haute alcalinité. Par la première qualité, elle se recommande à tous les estomacs faibles ou viciés dans leur fonctionnement ; le *dyspeptique* par excès ou insuffisance, l'*anémique*, le *débilité*, le *convalescent* la supportent toujours bien, pourvu qu'on s'en tienne aux pommes de terre sous la cendre, à l'étouffée, en purée faite au lait ou avec très peu de beurre frais. Il en est de même pour les *maladies de l'intestin*, où la pomme de terre est toujours bien tolérée ; elle est surtout recommandable dans les formes avec constipation. La *constipation* simple, si fréquente chez la femme, est souvent modifiée très heureusement par l'absorption journalière de quelques pommes de terre prises à jeun le matin.

Enfin pour la même raison la pomme de terre sous la cendre ou en purée fait partie du régime du *brightique* et du *cardiaque*. Elle se recommande encore et surtout au second, par sa pauvreté en chlorures, par sa richesse en sels de potasse qui en font un aliment diurétique. Si l'on admet les théories de Bunge et l'appel des chlorures vers le sang provoqué par l'ingestion de sels de potasse, elle serait particulièrement indiquée dans les formes avec œdème.

Par son alcalinité, la pomme de terre est utile à tous les hyperacides, et par conséquent aux *arthritiques* ; elle possède en outre chez eux, l'avantage d'être « bourrative » et peu nourrissante et de combattre ainsi la suralimentation. Les arthritiques se trouvent bien de manger viande et poissons garnis de ce légume et presque sans pain.

Les pommes de terre frites, sautées, au beurre, auront naturellement pour eux beaucoup moins d'avantages.

Si l'usage de la pomme de terre à fortes doses a été préconisé dans le *diabète*, c'est encore à son alcalinité qu'elle le doit ; M. Labbé a montré il est vrai que son amidon était parmi les mieux utilisés, mais cette qualité ne suffirait pas à expliquer les améliorations observées. Au contraire, de ce que nous avons dit pour l'arthritique, le diabétique qui a besoin de corps gras assaisonnera de préférence ses pommes de terre au beurre, à la graisse, à l'huile.

Chez les *goutteux*, les *hépatiques*, c'est encore un légume excellent, et qui remplacera avec avantage le pain acide et de digestion plus difficile.

Dans l'*obésité*, elle est plutôt nuisible ; l'embonpoint si fréquent chez les moines est dû en partie à l'abus qu'ils font des farineux en général et des pommes de terre en particulier.

***

ALTÉRATIONS

Lorsque germent les pommes de terre, il arrive souvent que la solanine formée aux dépens de l'albumine augmente dans des proportions inquiétantes : de 0,04 elle peut monter à 0 gr. 60 par kilogramme et donner lieu à des accidents d'intoxication : diarrhée, vomissements, dilatation des pupilles. On ne doit donc jamais consommer de pommes de terre germées. En cas de nécessité, on se rappellera que la solanine reste à peu près cantonnée au voisinage des pousses, et qu'en enlevant largement celles-ci le danger d'empoisonnement se trouve diminué.

DES FARINES ET DES LÉGUMES DANS LA PREMIÈRE ENFANCE

Vers la fin de la première année, le lait ne suffit plus à la nourriture du petit enfant ; il lui faut avoir recours aux farines qui, en lui apportant des principes nouveaux et dans une proportion nouvelle, favorisent à la fois le développement des organes digestifs et celui du corps tout entier. Elles sont presque plus utiles encore lorsque l'entérite vient rendre le lait toxique et dangereux : les travaux récents démontrent quels services on peut attendre dans les cas semblables des farines légères ou des bouillons de légumes. C'est de ce double usage chez l'enfant sain et chez l'enfant malade dont il nous faut maintenant parler dans une vue d'ensemble.

Ces farines sont tirées soit des céréales : orge, gruau, avoine, maïs, riz ; soit des légumineuses, lentilles, pois ; soit des tubercules : fécule de pommes de terre, tapioca, arrow-root.

Sauf pour les trois dernières, nous en connaissons déjà la composition (1). La *fécule de pommes de terre* représente l'amidon presque à l'état pur Le *tapioca* est une fécule retirée du manioc, et traitée par la chaleur qui la rend translucide. L'*arrow-root* est une fécule provenant d'une plante des Antilles, le Maranta indica.

	ALBUMINE	GRAISSES	HYDROCARB.	CENDRES	CALORIES
Fécule p. d. t.	0,74	0,05	78,32	0,43	324
Tapioca	0,17	0,37	84,50	0,09	349
Arrow-root	0,88	0,18	82,50	0,20	344

On voit que l'azote, les graisses y sont à peu près inexistants ; les sels mêmes sont très peu abondants. L'amidon résume à lui seul la valeur nutritive qui est considérable.

***

Ces différents produits se recommandent chez l'enfant par une série de qualités, communes à tous, mais plus ou moins accentuées suivant la variété.

1º Ce sont des *aliments d'une digestion très facile*, ne demandant qu'un travail minime à l'estomac, comme à l'intestin. Déjà pourtant à ce point de vue, leur valeur est inégale, et leur composition permet d'établir une échelle de digestibilité sur laquelle nous reviendrons plus loin.

(1) Les farines de pois et de lentilles ont pratiquement la même composition que les légumes secs dont nous avons donné l'analyse.

2º Elles exercent sur la flore intestinale une *action antiseptique* ; nous avons trop insisté sur ce côté de la question (p. 150) pour le reprendre, mais cette qualité est particulièrement précieuse **chez** l'enfant toujours exposé aux infections intestinales.

3º Sauf pour les fécules, *leur teneur en minéraux est énorme*, autre qualité des plus appréciables à l'âge où l'organisme bâtit son squelette, établit le sol minéral de ses cellules. Le phosphore organique si abondant dans la plupart d'entre elles aide puissamment à la fixation de la chaux et du phosphore, au niveau du tissu osseux.

4º *Leur pouvoir nutritif est élevé*, comme le fait ressort des chiffres que nous avons donnés. C'est là un avantage qui peut d'ailleurs devenir un danger, l'enfant étant toujours guetté par la suralimentation.

5º Enfin, *elles se conservent presque indéfiniment sans s'altérer.* En voyage, pendant les chaleurs, alors que le lait fermente si facilement, il est tout indiqué d'en user largement.

*
* *

Chez l'*enfant normal*, dont le tube digestif est en bon état, les farines sont ajoutées au lait, bouillies pendant cinq bonnes minutes pour faciliter la digestion de l'amidon, et données en potages de plus en plus concentrés et abondants. Il faut suivre une progression régulière, non seulement dans la quantité, mais dans la qualité des farines, surtout au cours de l'allaitement artificiel ou mixte. Les règles en ont été bien posées par M. J. Roux, dont les conclusions essentiellement physiologiques sont fondées sur l'époque d'apparition des ferments digestifs du nourrisson.

Avant le sixième mois, ces ferments digestifs sont trop peu développés : le lait seul peut être employé.

A partir du sixième mois, les ferments salivaire et pancréatique commençant à acquérir une certaine puissance, on pourra donner les *farines presque exclusivement amidonnées* : fécule de pommes de terre, crême de riz, arrow-root, tapioca ; nous mettons celui-ci en dernier, car, de par son état physique, il est déjà un peu moins digeste.

A partir du douzième mois, on peut introduire dans l'alimentation les *farines légèrement albumineuses*, telles que froment, orge, seigle, maïs, avoine, (d'après l'ordre de digestibilité).

Dans le courant de la troisième année, et plus ou moins tôt, suivant les aptitudes digestives de chaque enfant, interviendront enfin les *farines riches en albumine* : lentilles, pois, haricots. D'ailleurs, chaque farine sera donnée alternativement avec les autres : il faut établir un roulement et non se limiter à une seule variété.

Ces farines de légumineuses, très azotées et riches en corps xanthiques, doivent être tenues en suspicion chez les enfants à tube digestif délicat, chez les petits arthritiques, eczémateux,. L'usage en sera plus tardif, plus restreint et toujours surveillé.

Dans l'allaitement au sein, les bouillies n'interviennent qu'après l'époque du sevrage, et la conduite à tenir se trouve dès lors très simplifiée ; l'enfant doit pourtant suivre tout de même une certaine progression bien que notablement plus rapide.

Au point de vue quantitatif, la surveillance n'est pas moins utile ; entre six et neuf mois, on se contentera d'une cuillerée à café par bouillie, et d'une bouillie par jour ; plus tard, on élèvera progressivement la dose en tenant compte de la ration journalière et en se rappelant qu'une cuiller à café de farine bien pleine pèse environ 10 gr., et représente ,par conséquent, en moyenne 350 calories.

****

Au cours des *entérites ou gastro-entérites*, si fréquentes et si graves dans les premières années de la vie, alors que le lait ne fait qu'aggraver les accidents, les céréales, légumineuses, etc..., rendent encore de signalés services ; mais ici le mode d'emploi est tout différent. La diminution des sucs digestifs, la crainte des fermentations obligent à ne les utiliser que sous forme très liquide et peu nutritive ; la décoction de céréales, le bouillon de légu-

mes sont parmi les préparations les plus couran-
tes ; en voici deux bonnes formules :

Décoction de céréales d'après Comby.

Blé.
Orge perlé.
Maïs concassé.   30 grammes de chaque ou
Haricots secs décortiqués ou non.   une bonne cuillerée à soupe.
Lentilles.   »   »
Pois secs.   »   »

Mettre dans trois litres d'eau ; faire bouillir 3 heures. Compléter le volume à **1** litre. Ajouter **5** grammes de sel. Passer. Il doit
rester **1** litre.

Bouillon de légumes d'après Méry.

Pommes de terre	60 grammes.
Carottes	45 —
Navets	15 —
Pois secs	
Haricots secs	6 —

Pour un litre d'eau. Mettre les légumes secs dans l'eau froide.
Ajouter les autres quand l'eau est bouillante.

Faire bouillir quatre heures dans une marmite en terre ou en
porcelaine avec couvercle. Ajouter 5 grammes de sel. Passer.

Ces préparations qu'on peut varier à son gré,
doivent à leur richesse en substances minérales,
de constituer un excellent bouillon de culture
et de fermenter très facilement. Il faut donc les
conserver dans un récipient très propre et à l'abri
de la chaleur. On ne doit pas en outre, les garder
plus de 24 heures, moins même par la forte chaleur. Leur coefficient nutritif est des plus médio-
cres ; elles constituent en somme une variante
de la diète hydrique ; mais elles ont sur celles-ci,
le bouillon de légumes plus encore que la décoction

de céréales, l'avantage d'être quelque peu nourrissantes, et surtout de ne pas laisser s'appauvrir
la réserve minérale de l'organisme. Pour certains
auteurs, cette richesse en principes inorganiques
et notamment en chlorure de sodium serait à la
base de leur efficacité thérapeutique.

Elles peuvent presque toujours remplacer la diète
hydrique absolue, et sont surtout indiquées dans
les processus aigus, quand les selles ont fréquentes, liquides et verdâtres. Mais il ne faut pas
s'en tenir longtemps à cette seule alimentation ;
dix jours est un maximum. D'un autre côté, on
n'en fera pas usage pendant les six premiers mois
de la vie (Méry).

Pour reprendre l'alimentation, on peut soit recourir au babeurre, soit faire de petites soupes
très légères à la fécule, crême de riz, crême d'orge,
où les préparations sus-indiquées tiennent la place
du lait. Celui-ci ne doit en effet être repris que très
prudemment et quand tout symptôme morbide a
disparu.

LÉGUMES VERTS

Cette classe de légumes qui comprend tous ceux qui sont consommés presque aussitôt récoltés, porte encore le nom de légumes frais, ou celui de légumes aqueux qui consacre une de leurs principales propriétés; nous avons préféré celui des légumes verts comme plus employé dans le langage courant.

Il s'agit là d'une catégorie d'aliments fort nombreux : à côté de propriétés communes, sur lesquelles nous insisterons d'abord, nous aurons à leur décrire des qualités particulières, les unes comme les autres, ayant naturellement leur retentissement sur les indications et contre-indications.

*
* *

COMPOSITION ET VALEUR ALIMENTAIRE.

Les légumes verts sont nettement individualisés par trois caractères positifs qu'ils sont seuls à posséder au même degré.

1º *L'eau de constitution y prend une importance tout à fait prépondérante*, variant entre 85 et 95 pour 100. Les fruits, le lait lui-même sont moins aqueux que certains d'entre eux. Cette qualité primordiale est à retenir, car elle contribue pour une bonne part au rôle spécial qui leur est dévolu.

2º *Les principes minéraux ne sont nulle part aussi abondants.* Les cendres représentent 1 à 2 pour 100 de l'extrait frais, soit 10 à 20 pour 100 de l'extrait sec. La soude, et plus encore la potasse y sont tout à fait prédominantes et confèrent aux légumes verts une *alcalinité puissante* ; c'est surtout par eux que l'homme arrive à lutter contre l'hyperacidité qui le guette sans cesse. La silice est relativement abondante. Phosphore, chaux, magnésie, fer, s'y trouvent en quantités variables. Quant au chlore, il ne dépasse guère 0,1 pour 100.

A côté de ces composants minéraux habituels de tous nos aliments, il faut signaler la présence dans nombre de légumes verts de petites quantités d'iode, manganèse, arsenic, fluor. Il est probable que c'est chez eux surtout que nous puisons ces métalloïdes d'une importance physiologique considérable ; cette nouvelle qualité augmente encore leur valeur minéralisante.

3º *L'abondance de la cellulose* nous donne leur dernier caractère, un peu moins spécial, il est vrai : car les légumes secs non décortiqués et certains fruits se montrent plus riches en principes cellulosiques. Ceux-ci ont dans les légumes verts, une certaine valeur alimentaire : la cellulose peut être digérée et absorbée pour moitié, mais seulement lorsque le légume est bien frais. Cette dernière condition est malheureusement rarement remplie dans les grandes villes : les légumes viennent de loin et n'arrivent au consommateur que dans un état de fraîcheur très relative ; la non absorption de la cellulose est un des inconvénients mais non pas le seul de la difficulté d'approvisionnement.

Les substances vraiment calorigènes, albumine, graisses, hydrocarbonés, sont des plus réduites. L'*azote* ne dépasse guère 1 à 3 pour 100, parmi lesquels une petite partie seulement à l'état d'albumines proprement dites caséines, légumines végétales, nucléo-protéides phosphorées ; le reste sous forme d'amides, acides aminés, leucine, tyrosine, acides glutamique, aspartique, de valeur nutritive très douteuse.

Les *graisses* sont en très faible proportion : elles sont, pour une part, formées de lécithines phosphorées.

Il faut en rapprocher les essences, les substances odorantes ou à saveur piquante et acide qui donnent à ces aliments une véritable valeur comme condiments.

Les *hydrates de carbone* sont des plus intéressants à connaître : les légumes verts jouant un grand rôle dans l'alimentation des diabétiques. Ils varient de 3 à 5 pour 100 ; contrairement à ce qui a lieu pour les céréales, l'amidon et ses dérivés, sucre de canne, glucose, n'en forment qu'une partie. A côté d'eux, nous trouvons des sucres beaucoup mieux supportés par le diabétique, comme la lévulose, la galactose, la mannite, l'inosite, la dulcite ; puis l'inuline, des dextrines ; enfin des mu-

cilages et des gommes malheureusement peu assimilables.

Tout cela ne confère aux légumes verts qu'un
pouvoir nutritif des plus faibles et presque entièrement dû aux corps ternaires. Mais ce défaut est
compensé par l'abondance et la variété des principes inorganiques. D'après Gautier, l'homme y puise
un cinquième environ de sa ration minérale journalière. C'est comme alcalins, comme minérali-
sants qu'ils doivent figurer sur notre table.

*
* *

Préparations et modes d'emploi.

Les légumes frais doivent avant tout être soigneusement lavés; ils sont, en effet, fatalement souillés par la terre dont on les extrait, par les poussiè-
res atmosphériques, par les eaux d'arrosage particulièrement dangereuses au voisinage des grandes villes. C'est à eux surtout que s'appliquent
les précautions de propreté utiles pour tous les
aliments, d'une façon générale.

Quelques-uns, comme les radis, raves, betteraves,
voire même tomates, oignons, artichauts, sont consommés crus, soit sans aucun apprêt, soit assaisonnés au vinaigre pour les ramollir et les rendre
moins indigestes. Ces *crudités* sont, en effet, lourdes à l'estomac, et doivent être défendues aux dyspeptiques et à tous ceux dont les voies digestives
sont en mauvais état, mais elles sont par contre

excitantes et apéritives, et leur usage est tout indiqué pour stimuler l'appétit, notamment l'été au moment des grandes chaleurs ; dans le but d'éviter l'action irritante des essences aromatiques, il est indispensable de les soumettre à une mastication soignée.

Le plus souvent, une cuisson prolongée est nécessaire; elle a pour effet de ramolir la cellulose et de provoquer l'éclatement des cellules végétales ; elle transforme en même temps les amidons, les gommes, les mucilages, et les rend plus assimilables.

Nous avons déjà dit comment devait être faite cette cuisson des légumes, pour éviter la déperdition en principes nutritifs, en substances odorantes, et surtout en sels.

Les précautions sont ici particulièrement nécessaires à cause de l'abondance de ces derniers : c'est ainsi que les épinards peuvent abandonner à l'eau de cuisson jusqu'à 7 pour 100 de leurs minéraux. Il est pourtant certains légumes, tels que artichauts, asperges, pour lesquels il faut mettre l'eau en excès; on aura soin alors de ne pas jeter cet excès, et de s'en servir pour la sauce ou de l'utiliser ultérieurement dans une soupe aux légumes.

Chez les diabétiques, la conduite à tenir est toute différente : loin de craindre la déperdition par l'eau de cuisson, on la recherche plutôt, car elle contribue à diminuer les hydrates de carbone dans une proportion de 10 à 20 pour 100. Von Noorden recommande même pour rendre les légumes verts plus inoffensifs de les faire cuire deux fois, en jetant à chaque fois l'eau de cuisson.

*
* *

Répercussions

a) Digestive. L'action des légumes aqueux sur l'estomac est complexe et demande à être dissociée en ses éléments. Les principes nutritifs proprement dits, corps ternaires et azotés, sont si peu représentés, qu'ils n'entrent guère en ligne de compte. A côté d'eux, sont des principes sapides et odorants, des essences aromatiques qui se montrent légèrement excitants de la sécrétion gastrique, et peuvent être rapprochés des condiments. Mais à cette action favorable et stimulante, se juxtapose l'action inverse de la cellulose : celle-ci fermente facilement, elle charge l'estomac, ralentit l'évacuation et même la secrétion : de là vient cette sensation d'assouvissement de la faim, de réplétion gastrique que donnent facilement les légumes verts. Au total, beaucoup de ceux-ci sont lourds à l'estomac ; beaucoup ne sont facilement digérés qu'à condition d'être très frais, hâchés ou même passés.

Dans l'intestin, la cellulose se montre plus utile que nuisible en excitant la péristaltique intestinale: pour les uns, elle agit par simple contact mécanique, pour d'autres son action serait indirecte : subissant un début de fermentation, elle se transformerait en acides carbonique, lactique, gras, sulfureux, qui retentiraient à leur tour sur la musculature. Mais on comprend avec quelle facilité la fermentation peut devenir exagérée et l'avantage se transformer en inconvénient, le légume vert devenant un agent de fermentation et de flatulence.

b) Générale. Ce sont des aliments peu excitants. Ils agissent surtout par leur alcalinité qui favorise les oxydations, et les processus nutritifs en général.

c) Rénale. Leur richesse en eau et en potasse les rend plutôt diurétiques. Quelques-uns pourtant contiennent des principes irritants pour la glande rénale : purines, alcaloides, éthers benzoiques.

*
* *

Indications et contre-indications.

On peut dire qu'une des utilités du légume frais est d'empêcher l'homme de trop manger : cette formule un peu paradoxale paraîtra justifiée si l'on se rappelle que, volumineux et peu nourrissant, il provoque vite la satiété, et que par une harmonie providentielle il apparaît sur nos tables au début de l'été, au moment où la chaleur diminue dans une forte proportion la dépense journalière. Grâce à lui, la ration se trouve réduite presque automatiquement et sans qu'on ait à s'en inquiéter. Le légume vert est un *aliment d'été*, comme les légumes secs sont des *aliments d'hiver* ; et tous deux avec un apport calorique bien différent, nous fournissent une ration minérale abondante. Pour le même motif il se trouve plus à sa place dans le menu du riche, sédentaire et gros mangeur, que dans celui de l'ouvrier qui y trouve difficilement l'équivalent de ses fortes dépenses musculaires.

C'est encore par son faible pouvoir nutritif qu'il trouve ses premières applications dans le domaine pathologique. Chez l'*obèse*, il aide à tolérer le véritable régime de famine si souvent imposé, et à calmer les plaintes de l'estomac habitué à une nourriture plus abondante. Aussi tous les régimes préconisés contre l'obésité comprennent-ils les légumes verts dans une large mesure.

L'*arthritique*, ou tout au moins l'arthritique de la première génération, gros mangeur et victime de son « bon coup de fourchette », peut encore y trouver le même profit ; mais le légume vert lui est également précieux par son alcalinité, car c'est un hyperacide, par sa cellulose, car c'est bien souvent un constipé. Ici comme dans tous les cas où on utilise son influence anticonstipante, il doit être soumis à une mastication soigneuse, pour éviter les fermentations exagérées.

Il faut, en outre, faire un choix parmi les légumes frais et éliminer certaines espèces toxiques ou irritantes.

La même observation s'applique aux *goutteux*, aux *uricémiques*, *hépatiques*, pour qui, d'une façon générale, la « verdure » est plutôt favorable.

C'est surtout le *diabète* qui constitue la principale indication des légumes verts : par toutes leurs qualités, ils s'y montrent favorables. Ils font du volume dans l'estomac, et calme la faim si impérieuse dans cette maladie. Non seulement, ils sont pauvres en hydrocarbonés, non seulement la cuisson prolongée en diminue encore la proportion, mais une partie se trouve sous une forme utilisable : lévulose, mannite, inuline, inosite ; pour Gautier, les artichauts, crosnes, salsifis, chicorée, laitue, oignons, poireaux, topinambours, sont parmi les mieux partagés sous ce rapport. Ils exercent une action heureuse sur la marche de la maladie, par leurs alcalins et même par leurs albumines végétales (Von Noorden); pour ces deux raisons, ils sont surtout indiqués lors de complications rénales ou de coma menaçant. Enfin, ils servent à faire tolérer les corps gras, si utiles aux diabétiques, et cette dernière propriété corrige un peu leur insuffisance nutritive.

Nous venons de passer en revue les indications les mieux tranchées ; dans une série d'autres états pathologiques, les légumes verts sont bons ou mauvais, suivant les formes, ou ne doivent occuper dans le régime correspondant qu'une place secondaire.

Ainsi en est-il pour les *dyspepsies* : tandis que les hyperchlorhydries, les dyspepsies de fermentation supportent très bien les légumes frais préparés à l'eau ou au lait, les hypochlorhydries, gastrites chroniques, atonies, dilatations n'en tolèrent que de petites quantités et encore bien cuits, finement hachés, voire même passés. L'espèce a plus d'importance encore, et telle variété, comme par exemple les crudités, doit toujours être défendue.

Dans les *états intestinaux*, avec tendance à l'inflammation ou à la diarrhée, le légume vert est plutôt nuisible ; il est excellent dans les formes avec *constipation*. Dans l'entéro-colite, on l'utilisera prudemment bien passé et bien mâché, plus prudemment encore chez les *ptosiques* et les femmes au ventre flasque, à l'intestin irritable.

Convalescents, déminéralisés, anémiques, peuvent profiter des réserves minérales qui y sont accumulées ; mais ils feront mieux encore de demander les minéraux qui leur manquent aux légumineuses qui facilitent davantage la reconstitution des tissus. Il en est de même du *tuberculeux* qui, en outre, n'a rien de bon à attendre d'un aliment aussi alcalin.

Dans les maladies du *cœur* enfin, des *reins*, ou même *de la peau*, il n'y a aucune règle absolue : tout dépend des propriétés spéciales de chaque espèce.

Ce sont ces qualités très variables d'un genre à l'autre, qu'il nous faut maintenant passer en revue en les rapprochant de la composition d'ensemble.

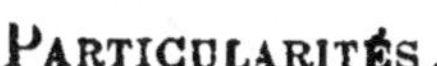

Particularités.

BOURGEONS, BULBES

	Albumine	Graisses	Hydrocarb.	Cendres	Calories
Artichaut.	2,64	0,25	15,04	0,66	75
Asperges.	1,61	0,14	8,67	0,43	23
Choux verts.	3,71	0,47	6,69	0,83	48
Oignon frais.	1,35	0,24	10,	0,46	49
Poireau.	2	0,39	7,20	0,85	42

Artichaut. Les feuilles d'artichauts, ou du moins leurs parties inférieures, sont assez nutritives, mais très riches en extractifs. Le manganèse s'y trouve en petites quantités.

Réduits en purée, ils sont bien supportés par les estomacs débiles, mais se montrent légèrement irritants pour le *rein.* Pour les *goutteux*, les *arthritiques*, ils ont plus d'inconvénients que d'avantages.

Asperge. Constituée par le bourgeon de la plante l'asperge se signale par sa richesse en matières extractives (purines : 0,025 pour 100), et en fer

(0,02). Elle contient de l'asparagine, etc... et une substance mal connue qui donne à l'urine une odeur désagréable. Elle irrite et congestionne les reins : tout en augmentant la production d'acide urique, elle entrave son élimination. Ses cendres contiennent un peu de manganèse.

Les *dyspeptiques* ne mangeront que la partie tout à fait verte, et encore en petite quantité. Dans l'*arthritisme*, la *goutte*, les *maladies du rein*, du *cœur* ou du *foie*, dans la *blennorragie*, il vaut mieux s'en abstenir.

Chou. Il tient une grande place dans l'alimentation populaire : d'après Gautier, il représente un cinquième des légumes frais consommés. Les anciens prisaient fort sa valeur thérapeutique, et celle-ci est encore utilisée par les guérisseurs de la campagne.

Ses qualités résident avant tout dans sa haute minéralisation ; il doit être classé parmi les aliments les plus richement dotés sous ce rapport : le phosphore, la chaux, la magnésie, le fer, y atteignent un taux qui n'est que rarement dépassé; il faut encore signaler l'abondance de la silice, particulièrement dans le chou-fleur, la présence de manganèse et d'arsenic.

Le chou ne contient pas de corps puriques.

C'est malheureusement le plus lourd, le plus indigeste de tous les légumes verts ; c'est un légume flatulent. Toutes les variétés ne sont pourtant pas identiques à ce point de vue : par ordre de digestibilité croissante nous trouvons le chou de Bruxelles, le chou vert, le chou frisé et enfin le chou-fleur qui se digère assez facilement.

La préparation culinaire, en ajoutant des corps gras, lard, crême, ne fait qu'augmenter l'indigestibilité ; et seuls les bons estomacs peuvent user largement de cet aliment. Il faut faire une exception pour la choucroute : les feuilles de chou coupées en lanières macèrent pendant 10 ou 12 jours dans l'eau salée additionnée de baies de genièvre, poivre ; la fermentation rend l'aliment plus facile à digérer, mais aussi plus toxique.

En dehors de l'homme normal pour qui il est excellent, le chou ne peut guère être recommandé qu'aux *diabétiques*, et comme *antiscorbutique* ; on permettra aux *dyspeptiques* un peu de chou-fleur. Il est interdit dans les affections de l'*intestin*, du *foie*, du *cœur*, dans l'*albuminurie*, dans l'*arthritisme*, et les états qui s'y rattachent.

Oignon. Sa valeur nutritive, surtout à l'état sec, est très supérieure, puisqu'elle atteint 300 calories pour 100 grammes. Les hydrates de carbone y sont abondants, mais l'amidon ordinaire n'y est pas représenté. Son essence irritante, piquante pour les yeux, se rapproche de celle de la moutarde.

Le plus souvent on l'emploie pour assaisonner les sauces ; c'est d'ailleurs un excitant de l'estomac qui peut être utile dans l'*anorexcie*, l'*hypo-*

chlorhydrie, les vieilles *gastrites chroniques*, mais doit être rejetée dans les autres formes de dyspepsie.

Dans les maladies du *rein*, ou de la *vessie*, *cystite*, *blennorragie*, dans les *maladies de peau* il faut s'en abstenir. C'est un légume de *diabétique*. Il convient aussi aux *arthritiques*, et surtout aux *goutteux* par son action excitante sur la peau (Gautier).

Le *poireau*, très peu nutritif, se rapproche pour le reste de l'oignon ; mais il est moins riche en essences.

L'*ail* est un condiment: son principe actif est le sulfure d'allyle. C'est un excitant gastrique, et un antiseptique intestinal. Il est aussi légèrement diurétique, mais facilement irritant pour les reins et la vessie.

On doit l'éviter dans la *néphrite* et la *cystite*, dans la *blennorragie*. Les *dyspeptiques* feront bien de s'en méfier. Grâce à son essence sulfurée, il agirait comme anticatarrhal dans les *affections pulmonaires*.

RACINES

	Albumine	Graisses	Hydrocarb.	Cendres	Calories
Carotte.	0,95	0,25	10,03	0,73	47
Navet.	1,10	0,16	7,30	0,65	56
Salsifis.	3,44	1,06	12,15	0,53	74
Betterave rouge cuite.	1,36	0,03	9,22	0,80	44
Céleri rave	1,64	0,14	8,15	0,62	41

Carotte. Elle se montre relativement riche en hydrates de carbone; dans les 9 pour 100 qu'elle contient, 7 sont représentés par le sucre de canne. Le taux minéral est moyen, sauf peut-être pour la chaux qui est presque six fois plus abondante que dans la pomme de terre.

La valeur nutritive serait tout à fait minime, si l'on n'avait l'habitude très rationnelle de préparer les carottes au beurre ou à la crème.

L'absorption intestinale est très défectueuse, plus faible encore que pour la pomme de terre; les carottes ingérées en abondance donnent des selles molles et pâteuses.

. Aussi sont-elles surtout indiquées chez les *constipés*, les *sédentaires* ; les *hépatiques* en font une grande consommation, plus ou moins justifiée. Elles sont trop riches en sucre pour être d'un emploi courant chez les *diabétiques*. Très cuites et réduites en purée, les *dyspeptiques* les tolèrent assez bien.

Navet. Bien que moins riches que la carotte en hydrocarbonés, leur saveur est encore plus sucrée. Légèrement excitants de l'estomac, mais surtout très flatulents, ils ne conviennent ni aux *dyspeptiques*, ni aux *diabétiques*.

Salsifis. Aliment très fibreux, mal supporté par les *dyspeptiques*, il convient aux *diabétiques* par sa richesse en inuline. Dujardin-Beaumetz le recom-mande aux *goutteux*. Les crosnes se rapprochent des salsifis à tous les points de vue.

Betterave. On la consomme cuite avec les salades. Elle est d'une digestion difficile pour les *dyspeptiques*, et trop riche en sucre pour les *dia-bétiques*. Sa teneur en acide oxalique l'interdit aux *arthritiques, oxaluriques, athéromateux.*

Rave, Radis, Raifort. Ce sont des condiments plutôt que des aliments, qui doivent au sulfocya-nate d'allyle, principe actif de la moutarde, leur double action, excitante sur l'estomac, antiseptique sur l'intestin. Bien réduits en pulpe par la mas-tication, leur emploi est très rationnel, surtout pendant les chaleurs de l'été, non seulement chez les bien portants, mais encore chez nombre de malades, *diabétiques, anémiques.* Mais ils deviennent nuisibles dès que l'*estomac*, le *foie*, le *cœur* ou le *rein* fonctionnent mal. Ils sont à redouter dans la *blennorragie*, principalement le raifort.

La rave contient de l'arsenic.

LÉGUMES HERBACÉS

Ce sont eux qui représentent les légumes verts proprement dits et qui possèdent au maximum les propriétés, avantages et inconvénients dont nous avons parlé plus haut.

	ALBUMINE	GRAISSES	HYDROCARB.	CENDRES	CALORIES
Céleri.	1,35	0,21	5,80	0,92	31
Chicorée frisée.	1,47	0,11	3,10	0,58	20
Cresson.	2,12	0,26	3,76	0,98	27
Épinards.	2,65	0,36	4,29	1,43	32
Laitue.	1,10	0,27	2,91	0,66	19
Oseille.	2,20	0,49	4,89	0,81	32
Rhubarbe.	0,44	0,54	3,60	0,50	21

Le *céleri*, trop peu apprécié, est excitant de l'estomac et du cœur ; mais il est très riche en cellulose. On l'évitera dans les *cystites* et la *blennorragie*. En Angleterre il est réputé comme *anti-goutteux*.

La *chicorée* possède toujours une certaine amertume qui en augmente les vertus apéritives et excitantes : cette amertume est surtout accentuée dans la chicorée endive. La minéralisation est assez faible, sauf dans la chicorée sauvage.

Le *cresson* est un excitant de l'appétit par l'essence allylique qu'il contient. Il est riche en iode, et comme tel convient spécialement aux *lymphatiques* et aux *hypothyroïdiens*. Il est diurétique et antiscorbutique.

Les *épinards* sont d'une richesse minérale tout
à fait particulière: si on considère celle-ci par rapport à la valeur calorique, il n'est pas un aliment
qui puisse leur être comparé, aussi bien au point de
vue de la minéralisation totale que du phosphore,
de la chaux, de la magnésie et du fer; c'est donc
un légume excellent pour les *déminéralisés* et spécialement pour les *anémiques*. Mais ils renferment
beaucoup d'oxalates, et sont plutôt nuisibles aux
hépatiques, *athéromateux*, *eczémateux*, *albuminuriques*, et surtout *oxaluriques*, *arthritiques* et
goutteux. Frais et bien cuits, ils sont en général tolérés par les *dyspeptiques*.

La *laitue* est mangée quelquefois cuite, plus souvent encore en salade, comme la mâche, la chicorée,
le pissenlit.

La *salade* peut ne pas convenir aux estomacs
irritables, spécialement aux *hyperchlorhydriques* ;
mais à part cette contre-indication elle constitue
un aliment des plus utiles, surtout aux *sédentaires*,
constipés, *arthritiques gros mangeurs*; elle empêche
souvent de manger à l'excès, lutte contre la constipation, minéralise et alcalinise. Elle fait partie
du régime de l'*obèse*.

L'*oseille*, et la *rhubarbe* qu'on devrait plutôt ranger parmi les fruits, sont d'une richesse toute particulière en acide oxalique: tous les états morbides
que nous avons signalés à propos des épinards
les contre-indiquent d'une façon beaucoup plus

rigoureuse. Leur acidité les interdit le plus souvent aux estomacs fatigués ou trop excitables.

LÉGUMES FRUITS

	ALBUMINE	GRAISSES	HYDROCARB.	CENDRES	CALORIES.
Aubergine.	1,07	0,22	5,30	0,39	28
Melon.	0,68	0,12	6,38	0,36	30
Tomate.	0,76	0,32	3,90	0,38	22

L'*aubergine*, d'ailleurs peu employée, le *melon*, sont de mauvais légumes pour *diabétiques*. Le second, par son action laxative, par la facilité avec laquelle il provoque la diarrhée est interdit également à tous ceux qui ont l'intestin sensible et irritable ; mais lorsqu'il est bien mûr les *dyspeptiques* peuvent sans inconvénient en prendre de petites quantités.

La *tomate* est un fruit à goût acide, et comme telle a longtemps été défendue aux *arthritiques*. Des recherches plus précises de Gautier ont montré qu'elle ne contenait que des traces d'oxalates, et que ses cendres étaient nettement alcalines. *Arthritiques, goutteux, anémiques* peuvent donc en faire usage sans inconvénients ; mais les *dyspeptiques* et surtout les *hyperacides* doivent s'en abstenir, si ce n'est sous forme de sauce.

Le *cornichon*, la *câpre* sont plutôt des condiments que des légumes : interdits dans l'*hyperchlorhydrie*, l'*entéro-colite*, ils peuvent souvent rendre service dans les dyspepsies par *insuffisance, gastrites chroniques* ou dans les *anorexies* de la tuberculose, de l'anémie.

CHAMPIGNONS

	ALBUMINE	GRAISSES	HYDROCARB.	CENDRES	CALORIES
Cèpe.	4,00	0,32	0,50	0,60	22
Champignon de couche.	3,57	0,20	1,00	0,70	21

Malgré leur teneur en azote, ils ne possèdent guère de valeur alimentaire et ne servent en général que d'assaisonnement. Par leur saveur ils sont excitants de la sécrétion gastrique, mais, lourds à digérer, ils ne conviennent ni aux estomacs ni aux intestins délicats. Riches en corps xantiques, facilement toxiques ils sont interdits aux *arthritiques* et à tous les états similaires, dans l'*albuminurie* et les maladies du *cœur*. Ils font, par contre, partie du régime des *diabétiques*.

Les accidents parfois mortels dus aux mauvais champignons sont trop connus pour que nous y insistions; il faut pourtant savoir qu'il est souvent fort difficile de distinguer un bon champignon d'un mauvais, et que même les bons peuvent se montrer parfois toxiques pour des personnes affaiblies ou prédisposées.

Si la *truffe* ne provoque jamais d'empoisonnement grave, elle n'en partage pas moins les contre-indications que nous venons de signaler, surtout chez les *goutteux*.

FRUITS

Ils ont de toute évidence constitué le premier aliment de l'homme ; il n'y a donc rien d'étonnant à ce que, dans le mouvement qui entraîne nos vieilles nations civilisées vers le retour à l'alimentation et à la vie naturelle, on leur donne une place d'honneur. Après le végétarisme qui en fait un large usage, voici le fruitarisme qui prétend s'en contenter. Réservant pour plus tard la discussion de ces doctrines un peu absolues, contentons-nous de déclarer que les fruits sont des aliments excellents ; de par leurs qualités, ils se trouvent tout à fait capables de neutraliser les effets funestes de nos mauvaises habitudes alimentaires ; c'est par là surtout qu'ils sont intéressants, c'est pour cela qu'il faut en préconiser et en généraliser l'usage. On peut d'ailleurs se réjouir à ce point de vue de voir le perfectionnement des moyens de transport en diminuer le prix et en répandre l'usage parmi les populations de nos grandes villes qui s'en étaient trop déshabituées.

Pour la commodité de l'étude nous les diviserons en trois grandes classes, de composition et de caractères fort différents : ce sont les fruits aqueux acidules, les fruits sucrés proprement dits, et les fruits amylacés ou huileux.

FRUITS AQUEUX ACIDULÉS

COMPOSITION ET VALEUR ALIMENTAIRE

	ALBUMINE	GRAISSES	HYDROCARB.	CENDRES	CALORIES
Abricot.	0,81	0,11	13,74	0,44	61
Cerise.	0,95	0,67	16,31	0,41	77
Citron.	0,33	0,33	9,62	0,26	44
Coing.	0,94	0,62	25	0,35	113
Fraise.	0,81	0,50	8,72	0,48	44
Framboise.	0,67	0,93	12,39	0,38	62,50
Groseilles.	0,68	0,48	13,14	0,55	61,50
Orange.	0,51	0,22	11,38	0,34	51
Pêche.	0,77	0,43	14,18	0,43	65,50
Pomme.	0,25	0,26	14,17	0,29	62
Poire.	0,43	0,26	14,50	0,32	62
Prune.	0,62	0,31	17,10	0,44	76
Raisin.	0,96	1,25	18,34	0,32	91

Comme on le voit, l'*eau* représente en poids les 4/5 environ ; d'où l'action rafraîchissante des fruits, qui constituent un excellent moyen de calmer la soif et de diminuer l'emploi des boissons toniques et frelatées : pour Pascault, cette eau aurait des propriétés particulières et jouirait « d'une vitalité spéciale, d'un potentiel électrique ou autre, analogue à celui qui fait la force des eaux minérales prises à leur source » ; ce qui est certain, c'est que les fruits lui doivent une partie de leurs propriétés.

L'*albumine*, comme la *graisse* sont à peine représentées : ce sont les moins azotés de tous les aliments.

Les *hydrates de carbone*, constituent les seuls principes calorigènes : un peu plus abondants que dans les légumes verts, de composition moins variée, ils sont formés presque uniquement de glucose et de lévulose, à parties égales, et d'un peu de saccharose : celle-ci diminue au fur et à mesure de la maturation. Signalons encore la présence d'une petite quantité de gommes et de matières pectiques, qui par l'ébullition donnent les **gelées**, et d'éthers auxquels les fruits doivent leur **parfum** si accentué.

Nulle part la *cellulose* n'est plus abondante; elle atteint souvent le vingtième du poids total, le quart de l'extrait sec. Une partie devient soluble dans l'intestin et peut être utilisée.

Les fruits se montrent assez riches en *acides* libres et surtout en sels acides (malates, citrates, tartrates, fumarates, etc...), qui leur confèrent une réelle acidité, d'ailleurs facilement constatable au goût. Mais une fois absorbés, ces acides organiques sont brûlés et transformés en carbonates qui alcalinisent les humeurs. De sorte que, acides au moment de leur ingestion, les fruits sont alcalins au moment de l'assimilation et de l'élimination.

Si l'on ne tient compte que des *cendres*, leur minéralisation est moyenne ; ils viennent après les légumes verts, les légumineuses, le lait. les œufs, certaines céréales, mais avant la viande, le poisson, le pain, les pâtes, le riz. La potasse et la soude représentent en général 50 à 60 pour 100 des cendres ; le phosphore est peu abondant, la chaux, le fer parfois un peu plus. Le chlorure de sodium oscille entre 0,01 et 0,02 pour 100.

La *valeur alimentaire* est naturellement fort basse, sauf pour le raisin où elle s'approche de 100 calories par 100 grammes. Ce qui fait le mérite des fruits aqueux acidulés c'est leur richesse en eau, en cellulose, en alcalins.

*
* *

Préparation et modes d'emploi

Chaque fois qu'on le peut, il faut manger les fruits *frais*, naturels ; c'est sous cette forme, qu'ils conservent le mieux leurs propriétés laxatives et antiscorbutiques. On doit seulement avoir soin de les laver ou de les peler pour les débarrasser d'une flore microbienne abondante et nuisible. La maturité est une condition de digestibilité : on sait la fréquence des diarrhées occasionnées par l'absorption de poires, de prunes non mûres. L'état de conservation n'a, au contraire, qu'une importance secondaire ; il n'est pas du tout prouvé que les poires blettes, les fruits trop avancés soient plus mauvais , pour l'estomac que les fruits en parfait état.

Cuits, les fruits ont le grand avantage d'être plus digestes, et nombreux sont les dyspeptiques qui ne peuvent les supporter que sous cette forme. Les pêches « à la coque », trempées deux ou trois minutes dans l'eau bouillante, constituent un aliment parfait pour les estomacs irritables, et les grands fébricitants se trouvent très bien de l'emploi de soupe aux fruits, faites surtout avec un mélange de pommes, cerises, raisins, myrtilles, prunes. Voici une recette donnée par Ewald:

Faire boulllir du gruau d'avoine dans de l'eau, passer au tamis ; ajouter des prunelles (ou tout autre fruit) coupées en tranche, du sucre et du sel. Faire bouillir de nouveau jusqu'à ce que les prunelles soient tendres.

Les fruits, frais ou cuits, se gardent mal : aussi a-t-on cherché de nombreux moyens d'en prévenir l'altération. Un des meilleurs est la *stérilisation*. Elle ne nécessite que des récipients un peu spéciaux : pots en verre avec couvercle épais s'ajustant par une rondelle en caoutchouc ; on y met les fruits entiers avec ou sans sucre, et on porte un quart d'heure, soit à l'autoclave, soit au bain-marie, en veillant à ce que l'eau n'arrive pas au niveau du couvercle, ; la chaleur produit une stérilisation complète ; l'air, en se refroidissant, fait le vide et assure une fermeture hermétique.

Le mode de conservation le plus employé est basé sur l'addition de sucre en solution concentrée, soit sous forme de fruits confits, soit sous forme de *confitures*, moins riches en sucre, mais conservées à l'abri de l'air. Ces préparations sont faciles à digérer; la haute teneur en sucre augmente la valeur nutritive, mais peut faciliter les fermentations gastrique ou intestinale. L'abus des confitures est facile et conduit à la suralimentation ; il faut en surveiller l'emploi chez l'enfant d'une part, chez l'*arthritique* d'autre part. Elles sont fort utiles, au contraire, aux *anorexiques*, aux *débilités*. Les gelées, dues à la cuisson des matières pectiques plus abondantes dans certains fruits, sont particulièrement légères à l'estomac.

Certains fruits sont traités par la dessiccation (abricots, poires tapées), qui augmente notablement la valeur nutritive puisque de 85 l'eau tombe à 33 ou 30 pour 100.

Les *jus, limonades, sirops* sont de bonnes préparations, qui renferment la plupart des principes utiles des fruits et rendent grands services aux malades.

*
* *

Répercussions

a) Digestive. Elle se rapproche assez de celle des légumes verts, comme pouvait le faire prévoir la similitude de composition ; cette fois encore, l'action est double et en même temps opposée : par leur saveur, leur odeur, leurs essences, leur acidité même, ce sont des excitants psychiques et chimiques, de véritables condiments dont on peut souvent utiliser la valeur apéritive ; par leur cellulose, ils ralentissent au contraire. les phénomènes digestifs et peuvent irriter l'estomac ; dans un sens comme dans l'autre, l'effet produit est plus intense que pour les légumes.

Même similitude pour la répercussion intestinale ; c'est surtout la cellulose qui agit et stimule le péristaltisme ; lorsqu'elle se trouve en excès, ou que les fruits ne sont pas assez mûrs, elle irrite et fermente, engendre la diarrhée, et cela d'autant plus facilement que l'intestin lui-même est plus faible et plus excitable.

b) Générale. Nullement toxiques, nullement excitants, puisqu'ils ne renferment guère que des composés ternaires et des sels, ils exercent sur tout l'organisme une action de lavage, d'élimination, de désintoxication des plus bienfaisantes, et due surtout à leur richesse en eau et en alcalins. Par tous leurs caractères, on peut les considérer comme les antidotes de la viande. Ils ont même une valeur spéciale, comme anti-uriques ; non seulement ils solubilisent cet acide, mais par leur acide quinique ils entravent sa formation (Ioteiko).

Tous les organes bénéficient de cette action bienfaisante, mais elle s'exerce spécialement sur le foie, et sur le système circulatoire, dont la tâche se trouve diminuée dans une large proportion.

c) Rénale. Le rein profite lui aussi de l'action éliminatoire des fruits ; non seulement, ils ne lui imposent aucun travail, mais en favorisant les oxydations, ils amènent les déchets cellulaires à un état moléculaire plus favorable à son fonctionnement.

*
* *

INDICATIONS ET CONTRE-INDICATIONS

Les fruits alcalinisent les humeurs et augmentent les combustions, désintoxiquent et facilitent l'élimination ; toutes ces propriétés en font un aliment de choix pour *l'arthritique*, qui est hyperacide, brûle peu, s'intoxique et élimine mal ; leur faible valeur nutritive qui rend difficile la suralimentation, leur efficacité comme anticonstipant lui sont encore nettement favorables.

Ces avantages s'étendent à presque tous les groupes de la famille arthritique : aux *goutteux*, à qui ils étaient autrefois défendus, à qui ils sont maintenant recommandés à condition de ne pas dépasser la tolérance intestinale ; aux *uricémiques, lithiasiques urinaires* ; aux *hépatiques*, surtout dans les formes congestives et dans la lithiase ; aux *rhumatisants chroniques*, pour lesquels on a récemment remis en honneur les cures de citron.

Le *diabète* doit être mis à part ; car si les fruits sont alcalins, si leurs hydrates de carbone sont en partie formés de lévulose, ils n'en contiennent pas moins une assez forte quantité de glucose et de saccharose ; et on ne peut, comme pour les légumes verts, en enlever une partie par la cuisson prolongée, car ils perdent alors toute saveur. Le mieux est de les donner en quantité modérée, en tenant compte de leur teneur en sucre et de la tolérance du malade. On peut les classer à ce point de vue de la façon suivante en commençant par les moins sucrés et les mieux tolérés :

Airelles, citrons, groseilles, oranges, framboises, fraises, prunes, pêches, poires, pommes, raisins et coings.

Rappelons aussi que les fruits à pépin sont moins riches en sucre, quelque temps avant la maturité.

S'il y a *acétonurie*, menace de coma, les fruits doivent être donnés sans crainte, ceux surtout qui contiennent de l'acide citrique, acétique; car ces acides ont une certaine valeur comme anti-acétonuriques.

Parmi les maladies qui peuvent bénéficier du régime fruitarien, nous citerons encore les *néphrites*, les *maladies de peau*, à part quelques exceptions, les *maladies fébriles* où l'usage des soupes aux fruits, des jus de fruits, est tout indiqué, surtout lorsqu'il y a tendance à la constipation comme dans les méningites.

Dans leur ensemble, les maladies du *cœur* et des *vaisseaux* peuvent être ajoutées à la liste ; pourtant, lorsque le muscle cardiaque est très affaibli, il faut avoir recours aux fruits cuits sans peau, aux gelées, qui imposent moins de travail à l'intestin, et par conséqueant, moins de fatigue au cœur ; dans l'*athérome*, on proscrira les fruits riches en acide citrique qui, en enlevant la chaux fixe des tissus, en la mobilisant peuvent faciliter la calcification artérielle (Lœper). C'est pour ce même motif de décalcification des tissus, que Ferrier interdit l'orange et le citron dans la *tuberculose pulmonaire*.

Pour les *affections gastro-intestinales*, on ne saurait poser de règles fixes. Les gastropathes en général doivent faire des fruits un usage prudent: ceci est surtout vrai pour les vieilles dyspepsies avec *atonie*, et les *dilatations* avec fermentations ; ces malades le savent d'ailleurs; les uns s'en tiennent aux confitures, les autres prennent des fruits cuits et bien sucrés, d'autres enfin se permettent quelques fruits crus en ayant soin d'éliminer ceux qui sont trop acides ou trop riches en cellulose. Les *hyperchlorhydriques* peuvent prendre les fruits non acides et bien mûrs. On les permettra encore plus aux *anémiques*, aux *dyspeptiques*, qui profiteront de leur vertu apéritive.

Dans les *affections intestinales*, chaque fois qu'il y a exagération de péristaltisme, excitation de l'intestin, il faut interdire les fruits ; il est d'ailleurs de connaissance courante, que dans les entérites, dans toute diarrhée même, leur usage amène une recrudescence des symptômes ; l'interdiction ne s'étend pas, bien entendu, aux jus de fruits, ni aux confitures en gelée ; les gelées de coings sont même spécialement recommandées.

Récemment on a publié quelques exceptions à cette règle presque générale; certaines diarrhées des pays chauds, non pas les dysenteries, mais les *diarrhées séreuses simples*, la « *sprue* », auraient été guéries par des cures de fruits : purée de bananes dans un cas, fraises en nature dans l'autre. Les premières agiraient par leur richesse en hydrates de carbone antifermentescibles : l'action des secondes est plus difficiles à préciser.

Il semblerait qu'inversement les fruits soient à recommander dans tous les cas de constipation ; mais le problème est plus complexe et il faut se rappeler que si la cellulose excite en effet le péristaltisme intestinal, elle peut aussi fermenter et aggraver ainsi les troubles qu'elle est destinée à combattre.

C'est dans la *constipation simple* des gros mangeurs, des arthritiques, des sédentaires, dans la constipation que nous pourrions presque appeler idiopathique que les fruits réussissent à merveille. Et bien souvent, ils font disparaître en même temps que la constipation les hémorroïdes si fréquentes chez cette catégorie de malades. Ils régularisent à la fois la péristaltique et la circulation.

Dans l'*entéro-colite*, ils sont déjà moins bien supportés et peuvent être facteurs d'irritation et de spasme : on les donnera surtout cuits ou en confiture, les fruits crus étant réservés aux formes légères ou améliorées.

Il faut se montrer plus prudent encore lorsque la constipation est due à l'*atonie*, à l'*entéroptose* ; ces intestins dilatés et fatigués ont besoin d'aliments qui laissent moins de résidus, d'un régime plus gastrique qu'intestinal ; or, les fruits font essentiellement partie du régime intestinal. On ne tolèrera que les fruits sans semences, bien mûrs, bien cuits ,privés de leurs peaux.

L'usage des fruits possède encore un dernier avantage d'une véritable portée sociale : par l'eau qu'ils introduisent dans l'organisme, ils diminuent le besoin en boissons aqueuses et même en boissons alcooliques. Forster a constaté que plus la consommation des fruits augmente, plus celle de l'alcool diminue. Dans la lutte contre l'alcool qui est devenue un devoir à notre époque, on doit donc tenir compte de ce facteur, et favoriser la pénétration des fruits à bon marché dans la classe populaire.

Les vins sans alcool qu'on fabrique depuis quelque temps avec du jus de raisin constituent un véritable progrès et doivent être vulgarisés.

CARACTÈRES PARTICULIERS

L'*abricot* se fait remarquer par son acidité élevée, qui en restreint beaucoup l'emploi ; en compote et surtout en confiture, cet inconvénient disparaît.

Les *airelles*, encore appelées myrtilles, sont depuis longtemps renommées pour leurs propriétés astringentes et antiseptiques ; Combe en fait un grand usage contre l'entéro-colite : en confiture, elles rendent service dans des cas d'embarras gastro-intestinal et même de diarrhée.

Confit, l'*anana* est assez facile à digérer: c'est un fruit très riche en sucre de canne.

Les *cerises* sont riches en cellulose., surtout par leur enveloppe impossible à détacher : aussi les malades doivent-ils les prendre cuites. Les substances minérales et notamment le fer, sont bien représentées. Leur action diurétique est délaissée à l'heure actuelle pour la tisane de queues de cerises qui paraît, en effet, plus active; les cures de cerises ont pourtant donné de nombreux succès dans la goutte ; elles agiraient en transformant l'acide urique en acide hippurique ; mais il faut toujours craindre l'apparition des troubles intestinaux.

Les *coings* sont tellement riches en cellulose (ils en contiennent trois fois plus que les cerises) et en tannin qu'on ne peut les employer qu'en marmelades ou en gelées bien sucrées. Ils rendent service dans certaines diarrhées, surtout les diarrhées séreuses où ils exercent une action à la fois astringente et tonique. Chez l'homme normal l'usage fréquent conduit facilement à la constipation.

Le *citron* occupe parmi les fruits une place à part, et se montre un des plus actifs au point de vue thérapeutique. L'acide citrique qu'il contient en abondance, est à la fois rafraîchissant et stomachique : la citronade constitue une des meilleures boissons à prendre entre les repas, et nombreux sont les sportmen qui se contentent de sucer un citron pour se rafraîchir.

Chez les *dyspeptiques*, dans tous les états où les épices, arômes, vinaigres sont défendus, le citron fournit un assaisonnement agréable et hygiénique, dont les applications sont des plus multiples. Presque dépourvu d'hydrates de carbone il est encore tout indiqué à la table des *diabétiques*.

Mais c'est surtout par son action *antirhumatismale* qu'il mérite d'attirer l'attention des médecins : discutable dans le rhumatisme articulaire aigu, elle est très nette dans le rhumatisme chronique ; en Allemagne certains malades arrivent à absorber 20 et 30 citrons par jour ; il vaut mieux s'en tenir à 6 ou 8, les fortes doses étant parfois mal tolérées par l'estomac, et pouvant surtout favoriser l'athérôme artériel par mobilisation de la chaux fixe des tissus. Dans ce dernier cas, comme dans la *tuberculose* (Ferrier) le citron est contre-indiqué.

Il faut encore signaler ses vertus antihydropiques, douteuses, et sa valeur comme antiscorbutique qui est certaine : dans la *maladie de Barlow* il suffit souvent d'en ajouter quelques gouttes à la nourriture des bébés pour voir disparaître tous les accidents.

Les *fraises* contiennent peu de cellulose, mais leur richesse en graines fait que nombre de dyspeptiques ne peuvent les digérer que cuites, en confiture ou en purée. Relativement pauvres en sucre elles sont permises aux diabétiques en assez forte quantité.

De tous les fruits aqueux acidulés, ce sont les plus minéralisés : l'abondance de la soude, de la chaux et surtout du fer (autant que dans les lentilles) en fait un très bon aliment pour les *déminéralisés* et les *anémiques*. Les cures de fraises qui pour Gübler équivaudraient aux cures de raisin conviennent aux « *pléthoriques*, aux *bilieux*, aux *graveleux*, aux *goutteux* » « Martinet). Les malades en absorbent 3 à 500 grammes.

Nous avons vu déjà que certaines diarrhées chroniques des pays chauds avaient été guéries par les fraises absorbées à la dose de 2 à 3 livres par jour.

Mais il faut les interdire dans l'*eczéma*, l'*urticaire*, chez tous ceux qui ont la peau sensible; elles contiennent en effet un dérivé salicylique très irritant pour celle-ci.

Les *framboises*, inférieures aux fraises puisqu'elles contiennent trois fois plus de cellulose, et moins de cendres, auraient pour Gubler des propriétés antihémorragiques .

Les *groseilles*, particulièrement aqueuses (l'eau

représente 93 pour 100 du poids total) ont une saveur acide très prononcée, due à l'acide citrique.

L'abondance des peaux et des graines les rendent lourdes et irritantes pour l'estomac et l'intestin, mais elles forment d'excellentes gelées. Ne contenant que 4 p. 100 de sucre, elles sont encore parmi les fruits favorables aux *diabétiques*.

La *mandarine* est de composition presque identique à celle de l'*orange*. Celle-ci elle-même se rapproche beaucoup du citron, tout en se montrant un peu moins riche en acide citrique, un peu plus riche en sucre. Elle en partage donc les avantages comme les inconvénients, mais tous, à un moindre degré. Le jus d'orange, d'une saveur accentuée, est souvent utilisé pour masquer le goût si désagréable de l'huile de ricin; on en met assez pour que l'huile soit complètement recouverte, et le malade avale rapidement presque sans rien sentir.

Les *pêches* sont particulièrement recherchées pour leur parfum délicat; assez riches en cellulose, elles ne sont permises aux dyspeptiques qu'en compote ou cuites à la coque.

Les *poires* constituent un fruit lourd, riche en cellulose et que les estomacs délicats ne tolèrent qu'après cuisson. On les mange parfois sèches sous le nom de poires tapées; leur valeur nutritive est alors assez élevée: 100 grammes de poires desséchées représentent 257 calories.

Les *pommes* présentent les mêmes inconvénients.

Deux fois plus riches en magnésie qu'en chaux elles sont à ce titre favorables aux *oxaluriques ;* pour certains auteurs elles possèderaient aussi des propriétés anti-uriques utilisables dans la *goutte ;* d'après Weiss, la pomme non pelée serait seule active, grâce à l'acide picrique contenu dans la peau.

Les *prunes* se rangent encore parmi les fruits lourds à digérer; elles sont souvent la cause de diarrhée. Les pruneaux, ou prunes séchées, sont très employés contre la constipation; les pruneaux au séné constituent un purgatif doux et très recommandable.

Pêches, poires, pommes, prunes, ont pour acide l'acide malique; le sucre y est assez abondant, elles sont donc à surveiller chez les *diabétiques*.

Le *raisin* possède au maximum les propriétés que nous avons reconnues aux fruits en général; de là vient que les cures de raisin sont les plus employées en médecine. L'acidité du raisin est moyenne et variable: elle va en diminuant avec la maturité au fur et à mesure que la quantité de sucre augmente; celui-ci est plus abondant que dans tous les autres fruits, et est formé presque uniquement de glucose; les autres sucres (saccharose, dulcite et mannite) ne sont que fort peu représentés.

Pris en petites quantités les raisins conviennent à presque tous les malades: il faut seulement leur recommander, et surtout aux dyspeptiques, aux entéro-colitiques, de cracher soigneusement peaux et pépins. Deux exceptions sont à retenir : les *diabétiques* à cause de l'abondance du glucose ; les *diarrhéiques* à cause de l'action laxative.

Quant à la véritable *cure de raisins*, qui comporte l'absorption de quantités considérables (2 à 4 livres) coïncidant avec une réduction plus ou moins accentuée du reste de l'alimentation, les indications en sont naturellement beaucoup plus restreintes ; cette cure se fait surtout aux bords du lac de Genève, mais peut être suivie n'importe où, pourvu qu'on ait des raisins bien mûrs et bien fondants ; le chasselas de Fontainebleau est une des variétés qui convient le mieux.

La cure se fait en générale de la façon suivante : une moitié est absorbée le matin à jeun une heure avant le petit déjeuner, un quart une heure avant le repas de midi et un quart une heure avant le repas du soir. Une série de précautions sont nécessaires pour faire tolérer ce gros volume d'aliments. C'est ainsi que les raisins ne doivent pas être pris trop froids, qu'il faut les laver au préalable pour éviter le sulfate de cuivre, et surtout les manger très lentement en les mâchant bien et en rejetant peaux et pépins. Chaque prise sera suivie d'un certain exercice. Malgré tout, il est bon de commencer par des quantités moyennes, une livre par exemple, pour arriver progressivement à la dose de 3 ou 4 livres qu'on peut considérer comme maxima, surtout pour des estomacs français. Ces deux kilogs représentent environ 1.800 calories, c'est-à-dire presque les deux tiers de la ration journalière on voit combien il est indispensable, pendant la cure de restreindre dans de très fortes proportions le régime du malade. Haussmann recommande de supprimer complètement bière, viandes et poissons gras, salade et pain grossier.

Malgré tout on peut parfois observer au début quelques phénomènes d'intolérance : stomatites dues à l'acidité exagérée des raisins, crises de dyspepsie, de diarrhée: il faut alors sans insister diminuer la ration journalière; il est rare qu'on soit forcé d'interrompre la cure.

Agissant nettement et en même temps sur l'intestin, le foie, le rein et la nutrition, la cure de raisin comporte des indications assez précises. Au point de vue intestinale elle est éminemment laxative, et convient aux *constipés* par vie sédentaire, suralimentation, pléthore abdominale; les *hémorroïdes* sont rapidement améliorées; mais il faut s'assurer au préalable qu'estomac et intestin sont robustes et vigoureux. Le foie subit une excitation, un coup de fouet qui stimule toutes ses fonctions, et surtout la fonction biligénique: elle est donc indiquée dans la *lithiase* et la *congestion hépatique*, exception faite pour les formes compliquées de glycosurie alimentaire.

Les urines deviennent plus abondantes, plus alcalines, et beaucoup moins riches en acide urique : la cure donne d'heureux résultats dans l'*uricémie,* dans la *lithiase rénale*, dans les vieux catarrhes chroniques de la *vessie*, à condition que les voies digestives soient en bon état..

Enfin les combustions intra-organiques sont accélérées par suite de l'alcalinité croissante des humeurs, en même temps qu'il se fait un véritable lavage, une « lixiviation » de l'organisme ; ces modifications conviennent au maximum aux *arthritiques* ralentis et intoxiqués. Quant à l'action d'épargne qu'exerceraient sur l'azote et les graisses les hydrates de carbone, elle est beaucoup plus douteuse, et nous ne croyons guère que la *tuberculose*, même au début, puisse être améliorée par une cure de ce genre.

Les *raisins secs* perdent une grande quantité d'eau et d'acides libres, tandis que la teneur en sucre est très augmentée. La digestion en est assez difficile et si leur haute valeur nutritive en fait un bon aliment pour les gens à l'état de santé, ils ne conviennent guère aux estomacs et aux intestins délicats.

*
* *

FRUITS SUCRÉS PROPREMENT DITS OU NEUTRES

	ALBUMINE	GRAISSES	HYDROCARB.	CENDRES	CALORIES
Banane	1,21	0,50	21,87	0,65	100
Dattes	1,60	0,80	71,61	1,23	308
Figue fraîche	1,12	0,24	18,09	0,43	81
Figue sèche	2,89	1,22	61,52	2,00	276

Cette variété de fruits forme un groupe assez

homogène dont les caractéristiques sont les suivantes: absence d'acides, ce qui leur donne une saveur particulièrement douce; richesse en sucre, naturellement plus abondant dans ceux qui sont consommés à l'état sec, demi-sec; valeur nutritive assez élevée et dùe presque uniquement aux hydrates de carbone; minéralisation faible avec la potasse et la soude comme dominantes.

Ils forment la base de l'alimentation de certaines peuplades d'Afrique ou d'Asie, et constituent pour les gens bien portants une nourriture assez utile par son influence anticonstipante; celle-ci est surtout marquée pour la figue grâce à la multiplicité des petites semences.

Ces fruits sont naturellement interdits aux *diabétiques*; les *dyspeptiques* de l'estomac ou de l'intestin doivent aussi s'en abstenir comme trop lourds, exception faite pour les bananes, qui mises en compote avec une forte quantité de sucre et passées à travers un tamis fin forment un mets nourrissant, aussi léger à l'estomac qu'à l'intestin (H. Labbé.)

La datte et surtout la figue sont des fruits émollients.

* * *

FRUITS HUILEUX

	ALBUMINE	GRAISSES	HYDROCARB.	CENDRES	CALORIES.
Amandes sèches	17,60	49	17	1,60	605
Noisettes	13,50	56	12,17	1,91	636
Noix sèches	14,06	52,6	15,48	1,24	619
Olives vertes	0,83	18,40	8,80	1,10	213

Nous n'insisterons pas sur les olives, qui ne sont guère utilisées que pour obtenir l'huile dont nous avons déjà parlé, ou à titre de condiments, d'assaisonnements peu digestes.

Les autres fruits huileux doivent à leur richesse en corps gras un coefficient nutritif tout à fait exceptionnel. Si nous en exceptons bien entendu le beurre, l'huile et les graisses, et même en tenant compte de leur mauvaise absorption intestinale, comme nous l'avons fait pour les chiffres relatés ci-dessus, ils laissent bien loin derrière eux tous les autres aliments : les plus nourrissants, tels que fromage, haricots sont dépassés de plus d'un tiers. On ne peut malheureusement en absorber une grande quantité. Leurs principes alimentaires sont contenus dans une gangue cellulosique abondante et compacte, et même après une mastication soignée ils sont lourds à digérer et provoquent vite la satiété. Les végétariens qui en font une grande consommation, s'y entraînent peu à peu et commencent par les manger finement râpés. Arrivés dans l'intestin ils sont doublement laxatifs par leur richesse en cellulose et surtout en principes oléagineux.

Il faut encore insister sur leur forte teneur en azote, contrastant avec l'absence complète de corps xanthiques ; après les fromages ils sont les seuls à fournir une aussi forte réserve d'albumine dépourvue de toute trace de purine.

Ce sont au total de bons aliments pour l'homme bien portant, surtout pour le travailleur ou celui qui est exposé à subir des températures rigoureuses. En pathologie leur utilité est beaucoup moindre, et le *diabète* constitue leur seule indication. Très nourrissants et relativements pauvres en sucre, on les a utilisés pour remplacer le pain ordinaire. Au pain d'amandes de Pavy, qui est lourd, compact, de goût désagréable et de digestion pénible, nous préférons le gâteau aux amandes, dont une bonne recette a été donnée par Le Goff.

Pulvériser dans un mortier 250 gr. d'amandes douces mondées.

Y ajouter deux œufs, **2 gr.** de bicarbonate de soude et **1 gr.** d'acide tartrique.

Triturer et mêler intimement.

Mettre la pâte obtenue dans un moule et faire cuire **25** minutes.

On obtient ainsi un gâteau de 300 grammes, suffisant pour un repas, et qui ne contient pas plus de 5 à 7 p. 100 d'hydrocarbonés.

Les *dyspeptiques* doivent s'abstenir des fruits huileux comme indigestes, les *arthritiques*, et surtout les *obèses* s'en méfier comme trop nourrissants.

CONDIMENTS

On désigne sous ce nom une série de substances de haut goût qu'on ajoute aux aliments pour changer et rehausser leur saveur; ils forment la base la plus importante de ce qu'on appelle la cuisine, et c'est à eux que celle-ci doit beaucoup de ses inconvénients. Il s'en faut pourtant que les condiments soient uniquement nuisibles, c'est surtout l'abus qu'on en fait qui comporte des dangers ; pris au contraire en petite quantité, presque tous sont utiles, quelques-uns même nécessaires.

Les avantages des condiments sont avant tout d'ordre digestif. Plusieurs paraissent exciter directement, chimiquement l'estomac et l'intestin : cette action est douteuse et niée par certains auteurs ; elle possède en tous cas l'inconvénient d'aboutir facilement à l'irritation. Tous stimulent l'appétit, en variant le goût des mets, et contribuent par là à la sécrétion psychique dont les travaux de Pawlow ont révélé toute l'importance ; c'est ce qui constitue en somme leur grande utilité. La plupart ont en plus une action antiseptique, non seulement indirecte par la stimulation des sécrétions normales mais directe par les huiles et essences qu'ils renferment (sel, ail, moutarde, etc...)

Il semble qu'ils puissent également être considérés comme des agents d'assimilation et d'épargne ; mais ce rôle est tout à fait secondaire, le sel excepté.

Parmi les condiments ,la plupart ne sont pas des aliments proprement dits, en ce sens qu'ils ne contribuent guère à couvrir nos besoins soit en énergie soit en principes minéraux ; exception doit être faite pour le sel et le sucre, le premier étant indispensable à notre équilibre minéral, et le second des plus utiles comme producteur de force musculaire.

I. — SEL MARIN. Le chlorure de sodium, qui en forme presque la totalité est accompagnée de quelques « impurctés » des plus précieuses : brome, iode, fluor, arsenic. Sa composition varie peu suivant qu'il provient des marais salins ou des mines de sel gemme, mais elle change beaucoup avec le degré de purification ; et le sel fin, où sel de table purifié est moins hygiénique que le gros sel de cuisine ; il se montre notamment beaucoup moins riche en fer et en arsenic.

Le chlorure de sodium est le seul principe minéral qui manque à notre alimentation, nous en ajoutons environ 6 à 8 grammes à notre nourriture journalière.

Le sel marin est essentiellement excitant de la sécrétion gastrique ; il semblerait même résulter de travaux récents que l'acide chlorhydrique du suc gastrique dériverait uniquement du chlorure de sodium ingéré avec les aliments, et non pas de celui du sang ; le sel serait dès lors la condition essentielle de la sécrétion. Dans l'intestin son rôle est moindre ; en maintenant l'isotomie il favorise l'absorption ; pris en quantités tout à fait exagérées il provoque l'hypersécrétion et la diarrhée.

Le rôle du chlorure de sodium dans la nutrition est encore plus considérable. Il contribue puissamment à maintenir la pression vasculaire et le tonus général de l'organisme. Il facilite les échanges dans l'intimité des tissus: la petite molécule de chlorure de sodium est pour ainsi dire la monnaie qui sert d'intermédiaire dans le double courant qui va de la cellule au plasma et du plasma à la cellule. Il exerce sur la nutrition une action d'épargne et modère le mouvement de désassimilation azotée, en même temps qu'il active l'oxydation des matériaux désassimilés (coefficient d'oxydation).

Enfin pour quelques auteurs il favorise la formation de l'hémoglobine et des globules rouges.

Pour toutes ces raisons, le chlorure de sodium, protecteur de l'isotonie de nos humeurs, doit se maintenir à un taux invariable; or Bunge a démontré que cela n'était possible que grâce à une absorption quotidienne; en effet les aliments et surtout les végétaux nous apportent une forte quantité de sels de potasse qui dédoublent le chlorure de sodium en chlorure de potassium et phosphate de soude: tous deux sont éliminés comme corps étrangers et ainsi se trouve réalisée une perte en chlorure de sodium que l'alimentation doit combler.

Le sel est enfin un puissant facteur d'élimination

rénale, non seulement il augmente la diurèse aqueuse, mais encore le résidu solide, et c'est surtout grâce au chlorure de sodium « que s'éliminent par les reins la plupart des produits de désassimilation : l'urée, les amides complexes, les leucomaïnes, etc... la glycose chez les diabétiques, soit que ces corps s'unissent directement à ces sels, soit que les produits de décomposition des tissus soient solubilisés et véhiculés au dehors par la soude, comme les acides biliaires, soude originaire elle-même du sel marin (1) ».

On n'aurait qu'une idée incomplète de la répercussion du chlorure de sodium sur notre organisme si l'on ne connaissait les accidents dus à son accumulation dans nos tissus, accumulation dont les travaux récents (Achard et Lœper, Widal et Javal) ont montré la fréquence. Elle provoque le plus souvent la formation d'œdèmes qui infiltrent surtout le tissu cellulaire et les grandes cavités séreuses, mais qui atteint aussi les viscères et entrave ainsi leur nutrition. Dans des cas plus rares, la rétention chlorurée est sèche, et est alors facteur d'hypertension de fatigue cardiaque, et parfois de ralentissement du pouls (Enriquez et Ambard). Dans les deux cas, la fonction rénale est atteinte, et l'on peut dire que si le rein normal a besoin de chlorures pour fonctionner, le rein pathologique les redoute plutôt, et d'autant plus qu'il est plus malade.

Le sel marin est utile à tout homme bien portant,

(1) A. Gautier — *loc. cit*, p. 386.

et en proportion d'autant plus forte que son régime
est plus végétarien; les seuls peuplades qui se passent de sel (Toungouses, Ostiaques) vivent presque uniquement de viande.

Il n'est jamais utile de manger très salé, on
a même cité des néphrites dues à l'abus du sel; il
y a pourtant une catégorie de malades qui ont intérêt à forcer un peu la dose journalière ; ce sont
d'une part les *tuberculeux, scrofuleux, lymphatiques*, et d'autre part les *dyspeptiques par insuffisance*, les *hypochlorhydriques* .D'après von Noorden le sel serait encore utile aux *goutteux* en favorisant la solubilisation de l'acide urique.

Plus nombreuses sont les indications du *régime
hypochloruré*. C'est dans la *néphrite*, et surtout
dans la néphrite avec œdème qu'il a d'abord été
préconisé par Widal, et c'est là qu'il donne les plus
beaux résultats. Il amène souvent une rapide résorption de l'œdème, et permet, en s'en tenant aux
aliments peu ou pas salés, de varier le régime des
malades. Dans la néphrite sèche avec hypertension,
l'amélioration est moins marquée, la rétention chlorurée étant elle-même moins accentuée; il est pourtant utile de l'essayer même dans cette forme. Il
faut rapprocher de ces faits l'emploi du régime
hypochloruré dans la scarlatine : il aurait l'avantage de permettre un régime plus varié sans
crainte des complications rénales : la question demande encore à être étudiée.

Les beaux succès obtenus dans l'œdème d'origine

rénale ont conduit à utiliser le régime hypochloruré dans tous les cas d'hydropisie, quelle qu'en soit l'origine, chez les *cardiaques*, les *hépatiques* avec ascite, même dans les *phlébites infectieuses* (Chantemesse). Pour les premiers il est souvent utile sans être curateur ; dans les autres cas,, les résultats sont beaucoup plus inconstants. Il en est de même dans l'*hypertension artérielle*, l'*hyperchlorhydrie*, l'*obésité* (Labbé), où son action est inégale. Il faut se rappeler en outre pour tous ces malades qu'un régime hypochloruré trop intensif n'est pas toujours sans inconvénients, qu'il peut amener l'anémie, l'anorexie, l'amaigrissement et un ralentissement exagéré de la nutrition.

II. — Sucre. Nous n'étudierons sous ce nom que la saccharose ou sucre de canne, seul employé couramment dans la cuisine journalière. C'est un disaccharide qui par dédoublement donne du glucose et du lévulose. La consommation du sucre a beaucoup augmenté en France, surtout depuis ces dernières années ; mais elle est encore bien au-dessous de la consommation anglaise, et il est à souhaiter même au seul point de vue hygiénique qu'elle continue sa marche ascensionnelle.

Comme condiment le sucre excite l'appétit, et on sait que les personnes faibles aiment souvent à manger sucré; on doit d'ailleurs éviter de trop développer ce goût chez l'enfant et l'habituer plutôt à manger salé. En dehors de cette action purement gustative, le sucre retentit peu sur l'estomac qu'il ne fait que traverser: dans l'intestin il est dédoublé par le ferment inversif du suc intestinal et absorbé en totalité: ne laissant aucun résidu, il se range parmi les aliments constipants. En solution concentrée, il irrite la muqueuse gastrique: absorbé en grande quantité il subit la fermentation acide tout le long du tractus gastro-intestinal.

Une fois dans la circulation générale, il constitue un excitant de la cellule hépatique qui l'emmagasine sous forme de glycogène ; il forme surtout un combustible excellent pour couvrir le besoin en calories; non pas que son équivalent calorique soit très élevé, puisqu'il est à peu près égal à celui de l'albumine, mais parce que l'organisme ne brûlant que du glucose, les mutations chimiques sont nulles.

A ce point de vue il est supérieur à l'amidon qui demande une digestion plus complète. Son coefficient isodynamique est de 397 cal. pour 100 gr.

On a voulu attribuer au sucre une action diurétique ; elle est très faible, et en tous cas indirecte, se produisant par l'intermédiaire de l'excitation hépatique.

Le sucre est donc non seulement un condiment, mais un aliment, excellent pour tous les bien portants, et surtout pour les travailleurs manuels ; les ouvriers y trouveront autant et plus de force que dans la viande, sous une forme moins coûteuse et moins nocive. Des expériences ont été faites, d'abord sur le cheval, puis sur l'homme, qui ont prouvé la valeur du sucre quand il s'agit de faire face à des fatigues brusques ou prolongées; on sait l'application qui en a été faite aux troupes en campagne.

Le sucre est en même temps un excellent agent d'*engraissement*, et doit être recommandé à tous ceux qui ont peine à couvrir leur ration d'entretien, surtout si l'appétit est médiocre et a besoin d'excitant. Mais ici il faut craindre l'excès et les fermentations par abus du sucre.

C'est par ce danger de fermentation que le sucre à fortes doses est souvent contre-indiqué ; il en est ainsi chez les malades atteints de *fermentations gastriques* ou *intestinales* d'atonie, de stase, de gastrectasie; dans les *maladies de peau*, surtout l'acné et la furonculose, chez les *arthritiques* pour qui il est souvent un facteur de suralimentation. Les *obèses*, les *hépatiques* doivent également s'en méfier. Dans la *goutte* il ne serait dangereux que pris en même temps que la viande, car ses fermentations acides entravent alors l'élimination de l'acide urique; il n'en serait plus de même si l'on s'en tient au régime végétarien (Iotciko).

Il est évidemment interdit aux *diabétiques*, puisque certains cas de cette maladie sont dus à l'abus prolongé du sucre. Mais cette suppression absolue n'est pas sans rendre assez difficile le problème alimentaire: aussi s'est-on ingénié à trouver des substances ayant la même saveur sans posséder les mêmes inconvénients. Les meilleures sont: la saccharine, acide benzoïque-sulfinide, qui est inoffensif et sucre 240 fois plus que le sucre de canne ; la dulcine, paraphénol-carbamide, qui sucre 200 fois plus que le sucre de canne mais pour laquelle on ne peut dépasser sans danger la dose de 50 centigrammes par jour (von Noorden).

Le *miel* était autrefois couramment employé, en pharmacie comme en cuisine, pour remplacer le sucre dont le prix était trop élevé. Il est formé d'un mélange à parties à peu près égales de glucose et de lévulose, avec un peu de saccharose, et quelques principes parfumés et colorants. Il donne environ 230 calories utilisables par 100 grammes. Il doit à sa richesse en lévulose d'être un peu mieux toléré par les diabétiques que le sucre de canne. Il est surtout supérieur à celui-ci par ses propriétés laxatives et antifermentescible, qui en font un aliment de grande valeur et beaucoup trop négligé de nos jours. On l'utilise comme purgatif doux chez l'enfant en bas âge.

III. — AUTRES CONDIMENTS. La cuisine emploie encore toute une série de substances que Gautier divise en *condiments arômatiques* : vanille, cannelle, girofle, cerfeuil, persil, laurier etc...; *âcres ou poivres*, poivre ordinaire, gingembre, piment, *alliacés* ou *allyliques*, oignon, moutarde, raifort ; *acides*, vinaigre, câpres, cornichons, citron; *condiments d'origine animale*, anchois, caviar.

Si chez presque tous la valeur alimentaire est

minime ou nulle, ils possèdent par contre les propriétés dont nous avons déjà parlé: stimulation de l'appétit et par conséquent des fonctions digestives ; action antiseptique, plus marquée pour les épices aromatiques, l'ail, la moutarde. C'est surtout en été et dans les pays chauds que les condiments sont utiles pour réveiller les organes digestifs assoupis; dans le peuple ils aident parfois à supporter des mets d'une fraîcheur douteuse, qui sans eux amèneraient des accidents.

Certains malades se trouvent bien de leur emploi ; chez les *diabétiques*, ils contribuent à faciliter la digestion des graisses; dans les *gastrites chroniques*, dans les *grandes atonies*, on ne craindra pas d'avoir recours prudemment à leurs vertus excitantes ou antiseptiques. C'est encore par là qu'ils rendront service dans les maladies fébriles chroniques et principalement dans la tuberculose. Rappelons à ce point de vue combien l'été surtout, les hors-d'œuvres sont utiles aux tuberculeux anorexiques ; parmi eux le caviar se recommande par sa richesse en phosphore lécithinien.

Il ne faut d'ailleurs pas oublier que si les condiments doux ou pris à petites doses ont un effet utile, les fortes doses ou ceux qui sont par eux-mêmes irritants, deviennent rapidement nuisibles, parce qu'ils poussent à la suralimentation, parce qu'à l'excitation violente succède une phase de dépression non moins marquée, enfin parce qu'ils irritent facilement les organes digestifs, estomac intestin, foie, et les organes d'élimination..

Comme trop irritants, et devant toujours être évités, nous citerons le poivre rouge, le gingembre, les piments, les choux rouges, et toutes les variétés de sauces ou de pickles anglais ou américains. Parmi les moins irritants qu'on peut employer modérément se trouvent l'ail, l'oignon, câpres, cornichons, moutarde, poivre ordinaire, clou de girofle, vinaigre; les autres sont sans inconvénients.

Certains états morbides en contre-indiquent spécialement l'emploi ; ce sont l'*hyperchlorhydrie*, les *états inflammatoires de l'estomac*, ou de l'*intestin*, les *hémorroïdes*, l'*athérôme*, les *maladies du rein*, *cystites*, *blennorragie*, les *maladies de la peau*, et les affections du *foie*, *cirrhoses*, *lithiases*, *ictères* pour lesquelles le poivre et les piments auraient une nocivité spéciale démontrée par l'expérimentation.

ALIMENTS NERVINS

Le terme d'aliments nervins n'est qu'en partie justifié : car si les substances auxquelles il s'applique nous apparaissent bien comme principalement excitatrices du système nerveux, leur valeur alimentaire, sauf pour le cacao, est presque nulle; elles se comportent plus comme des médicaments que comme des aliments. Mais ces substances font partie bien souvent de la nourriture habituelle de l'homme normal et c'est à ce titre qu'on leur a conservé le nom d'aliment.

I. - Café. L'usage du café est très répandu en France: dans le peuple comme dans la haute société on en fait une consommation intense et souvent abusive. Les fruits du caféier, d'abord séchés au soleil, subissent ensuite une torréfaction qui développe l'arôme par la mise en liberté des essences et produit une caramélisation partielle: le grain de café est alors prêt pour l'infusion : il n'y a plus qu'à le moudre pour faciliter celle-ci.

Inutile de donner sa composition quantitative puisque nous ne lui reconnaissons aucune valeur alimentaire. A côté de matières azotées, de cellulose, de sucres et dextrine, de substances grasses et d'huiles aromatiques, de matières minérales où domine le phosphate de potasse, son principe essentiel est la caféine, unie en partie à un acide tannique spécial, l'acide cafétannique, qui rend le café légèrement antiseptique. Cette caféine est une triméthylxanthine, et se rattache de très près à la xanthine, à l'acide urique, et aux corps de la famille purique : l'absorption de café augmente donc l'acide urique urinaire.

Une tasse de café fort de 100 c.c. se fait avec environ 15 gr. de café, et contient, d'après Gautier, 0,26 centigr. de caféine. La dose est importante à connaître. Au point de vue nutritif, cette tasse ne représente que 15 calories ; en ajoutant deux morceaux, soit 10 grammes de sucre, on porte ce chiffre à 55 environ, ce qui est encore peu.

Le café au lait a naturellement un tout autre pouvoir nutritif et constitue une association culinaire des plus judicieuses ; tandis que le lait apporte avec lui ses principes nourrissants et tempère les propriétés excitantes du café, celui-ci rend le lait digeste et plus léger à l'estomac.

Les *répercussions* du café sont utiles à bien connaître, non seulement pour l'usage qu'on en fait, mais encore parce qu'il est l'aliment nervin type, et que nous retrouverons les mêmes propriétés dans le thé, cacao, etc..., dont les principes actifs sont à peu près identiques.

Son action sur l'estomac est minime ; il est admis qu'il favorise plutôt la digestion ; l'eau additionnée de café froid constitue une boisson saine et qui ne fatigue pas l'estomac. Il est pourtant un assez grand nombre de dyspeptiques, pour qui le café, surtout un peu fort, est nettement défavorable.

C'est la répercussion circulatoire générale qui constitue l'action prépondérante du café. Elle est avant tout vasculaire et nerveuse. Le café élève la tension, renforce et précipite les battements du cœur, élève la température centrale, et produit une sensation de chaleur et de bien-être. Il impressionne le système nerveux, cérébral aussi bien que musculaire : il augmente la puissance de production, éloigne la sensation de fatigue, peut-être en facilitant le départ des déchets par une circulation plus active : de même que l'écrivain après avoir pris sa tasse de café se sent l'esprit lucide, et peut prolonger son travail plus avant dans la nuit, de même l'ouvrier, le marcheur se sent rempli d'une vigueur nouvelle qui lui fait oublier sa fatigue.

Là se borne l'action du café : il augmente la puissance du travail, mais ne modifie ni la consommation calorique, ni l'usure organique : pour un travail donné il n'améliore en rien le rendement de l'organisme, ne change en rien le rapport entre les calories utilisées en travail exécuté, et les calories perdues en chaleur rayonnante. Le café ne semble pas davantage être un aliment d'épargne : si quelques auteurs admettent qu'il diminue dans une légère mesure la consommation d'albumine, la majorité conclut par la négative.

A ce point de vue le café, qui n'est ni nutritif

ni aliment d'épargne, se montre inférieur à l'alcool
(pris à petites doses) qui possède ces deux qualités.

Son action se résume en somme, en ce qu'il facilite momentanément la faculté du travail, en ce
qu'il permet d'abuser de ses forces; mais il ne
faut pas oublier qu'il en résulte pour l'organisme
une fatigue et un surcroît de dépenses, et qu'il
est indispensable de compenser par un repos correspondant l'excès de travail momentané.

Le café est diurétique, mais il agit sur le rein
un peu à la façon du bouillon, et en tant que producteur d'acide urique il fatigue facilement la cellule rénale.

Le café dans son action sur l'organisme obéit
à la loi générale qui régit tous les excitants. Si à
petites doses il favorise plutôt le fonctionnement
de l'organisme, à fortes doses il ne tarde pas à devenir toxique et à provoquer des phénomènes morbides. Les accidents de *caféisme* peuvent se déduire
de l'action physiologique de celui-ci : au point de
vue vasculaire, ce sont les palpitations, les bouffées
de chaleur au visage, l'angoisse, l'oppression précordiale, et l'abaissement de la pression; au point
de vue nerveux, c'est d'abord l'insomnie, puis le
tremblement avec faiblesse musculaire, enfin un
état neurasthénique avec inaptitude au travail.

Pris à doses modérées le café est utile aux ouvriers, aux soldats qui ont à subir des fatigues prolongées; l'alcool a sur lui l'avantage d'être un aliment, et un aliment d'épargne, mais il devient plus rapidement toxique Comme tonique habituel le café est très au-dessous de la bière, du vin, du chocolat ,qui sont nutritifs et aliments d'épargne. Il est toujours dangereux de demander longtemps au café l'excitant nécessaire pour faire un travail au delà de ses forces; et c'est ici l'occasion de rappeler l'abus qu'en font trop souvent dans la société les travailleurs intellectuels, dans le peuple nombre d'ouvriers ,et surtout d'ouvrières.

En pathologie le café ne rencontre que peu d'applications. C'est pourtant un bon antidote de l'opium, de la morphine : utile contre les accidents de l'*alcoolisme* aigu, il rend aussi des services dans la lutte contre l'alcoolisme chronique, en diminuant l'asthénie de l'abstinence. Les chirurgiens l'emploient souvent pendant l'anesthésie rachidienne à la cocaïne ou à la stovaïne pour prévenir les phénomènes cardio-vasculaires. En médecine on lui préfère le plus souvent la caféine à l'état pur.

Le café est nuisible aux *cardiaques*, aux *angineux*, aux *hypertendus* et aux *scléreux*, aux malades atteints de *troubles cardiaques* d'origine nerveuse, aux *neurasthéniques* excitables toujours très portés à abuser de ce « remontant ». Les *dyspeptiques*, tous ceux qui sont sujets à la *congestion du visage*, *varicosités* de la face, à l'*acné rosacée*, les *pso riasiques* n'en feront qu'un usage très modéré. Enfin sa parenté avec l'acide urique l'interdit aux *uricémiques, goutteux, hépatiques*, à tous les grands *arthritiques* en général.

On vend sous le nom de malt kneipp un produit dépourvu des inconvénients du café, et qui peut être fort utile à ceux qui veulent s'en déshabituer. Pris pur, le malt kneipp est peu agréable, mais parfumé avec un tiers ou un quart de café vrai, il constitue une boisson de bon goût et dont la nocivité est diminuée d'autant.

II. — THÉ. Le thé est moins répandu en France que le café; la consommation annuelle tend pourtant à augmenter et l'on ne peut que s'en féliciter, car c'est une boisson sensiblement plus hygiénique.

Sa composition est pourtant assez identique: les feuilles séchées et plus ou moins torréfiées, contiennent des matières azotées extratives, de la cellulose, des gommes, dextrines, une assez forte proportion d'oxalates, des cendres où domine le phosphate de potasse, et surtout le principe actif, la théine, triméthylxanthine semblable à la caféine, et unie à un tannin beaucoup plus abondant.

Le thé de Ceylan est un peu plus excitant que celui de Chine; le thé noir, qui subit une légère fermentation avant d'être desséché, est moins riche en théine et en tannin que le thé vert.

Si la composition est analogue, la dose de principe actif, la concentration diffèrent notablement : une tasse de thé de 120 c. c. se fait avec une pincée, soit environ 1 gramme de thé: il s'en suit qu'elle ne contient que 0 gr. 4 de substances solubles, et seulement 0 gr. 025 de théine, soit 10 fois moins qu'une tasse de café. Son pouvoir nutritif, en dehors du sucre et du lait qu'on peut ajouter, est tout à fait nul.

L'action du thé sur l'organisme est assez analogue à celle du café, mais plus douce et plus modérée. Le thé favorise nettement la digestion; et on connaît l'usage du thé au rhum pour calmer le mal de cœur.

Sa richesse en tannin le rend en même temps légèrement constipant.

Son action neuro-vasculaire, rénale est à peu près identique: et l'abus du thé peut provoquer lui aussi des palpitations, vertiges, névralgies, tremblement et un état d'émotivité et d'irritabilité assez spécial. Nous avons connu un malade chez qui l'usage immodéré du thé avait amené des crises épileptiformes qui cessèrent par la suppression de l'alcaloïde.

Le thé léger constitue une bonne boisson; il rend les plus grands services lorsqu'il y a nécessité de boire de l'eau bouillie, par exemple dans les pays chauds ou dans les casernes.

Certains dyspeptiques, désirant boire tiède pendans le repas, se trouvent bien de l'usage du thé. D'autres se contentent d'une tasse prise bien chaude à la fin du repas. Ces pratiques sont fort rationnelles, mais elles peuvent conduire à l'abus, et il est bon de temps à autre de remplacer le thé par de la camomille ou du tilleul.

Quant au thé de l'après-midi, au five o'clock si à

la mode aujourd'hui, il ne saurait être blâmé en principe : pour bien des personnes, il constitue un petit repas supplémentaire des plus utiles ; au milieu de sa journée si fatigante la mondaine y puise un excitant nécessaire ; dans les cures de suralimentation l'adjonction de jaunes d'œuf, de beurrées permet d'en faire un repas nourrissant et le plus souvent bien supporté. Ce qu'il faut blâmer, c'est l'habitude de boire trois ou quatre tasses de thé fort qui jointes aux autres tasses de la journée conduisent vite aux accidents d'intoxication ; c'est l'habitude d'ingurgiter une masse de gâteaux à la crême, de petits fours, lourds et indigestes, qui détraquent les estomacs délicats et poussent les autres à la suralimentation.

Les contre-indications sont les mêmes que celles mentionnées au précédent paragraphe. Elles sont moins absolues du fait de la moins grande richesse du principe nocif. L'abondance des oxalates doit faire prohiber le thé dans les cas d'*oxalurie*.

III. — Cacao. Le cacao et le chocolat qui en dérive méritent une place à part, comme étant les seuls nervins qui possèdent une véritable valeur nutritive. L'amande du cacaoyer contient en effet des albumines, des hydrocarbonés, des graisses en proportion notable. Celles-ci sont même si abondantes que pour fabriquer le cacao en poudre, on enlève une partie de la graisse ou beurre de cacao, ce qui lui donne la composition suivante :

	ALBUMINE	GRAISSE	HYDROCARB.	CENDRES	CALORIES
Cacao en poudre	17	25	13	5	350
Chocolat	57	22	62	1,70	487

Les hydrates de carbone sont formés presque uniquement de sucre de canne. Les oxalates sont très abondants, 4 gr. 50 par kilog. Quant aux cendres elles sont formées surtout de phosphates et sulfates de potasse et de magnésie.

Le principe actif est la *théobromine*, diméthylxanthine, dont l'action se rapproche beaucoup de celle de la caféine. Celle-ci se trouve d'ailleurs en petite quantité dans le cacao.

Le chocolat ne diffère du cacao que par l'addition de sucre de canne dans la proportion de 50 p. 100 environ ; dans les chocolats inférieurs le sucre est souvent remplacé par la fécule.

Une tasse de cacao, faite avec 10 grammes de poudre et *sucrée*, représente environ 74 calories et contient 0,13 centigr. de théobromine, et 0,045 d'oxalates. Une tasse de chocolat faite avec 15 grammes représente le même nombre de calories, contient 0,19 centigr. de théobromine, mais seulement 0,012 d'oxalates.

L'action physiologique du cacao se rapproche naturellement beaucoup de celle du café et du thé ; deux éléments concourent pourtant à l'atténuer ;

c'est d'abord la présence de graisses et de sucre en quantités notables, c'est ensuite la nature même de la théobromine moins excitante que la caféine.

C'est ainsi que si le cacao est encore léger à l'estomac, il est moins stimulant; quant au chocolat, nombre de dyspeptiques le supportent mal. Il a en outre l'inconvénient de fermenter facilement et d'être plutôt constipant.

L'excitation vasculaire, cérébrale, musculaire, l'action diurétique sont de même beaucoup moins marquées; mais par contre l'action tonique générale est des plus nettes et des plus rapides. L'ingestion d'une tasse de cacao ou de chocolat produit immédiatement une sensation de bien-être, qui, comme le dit très bien Gautier, ne peut s'expliquer que « par un effet nerveux que provoque le parfum du cacao, que continue l'influence tonique de la théobromine et que complète la partie nutritive de l'aliment à mesure qu'il s'absorbe ».

Cette qualité fait du cacao, du chocolat un très bon aliment pour les marcheurs, les soldats, les hommes de sport; bon encore pour les *déprimés*, les *convalescents*, les *hypopeptiques* qui donneront la préférence au cacao; bon encore pour tous ceux qui ont à se *suralimenter;* une tasse de chocolat au lait de 150 cc. additionnnée de deux jaunes d'œuf représente tout près de 300 calories.

Le chocolat ne doit pourtant jamais faire la base de l'alimentation: l'abus en est funeste pour l'estomac, plus encore pour l'intestin et même pour l'organisme : Martinet cite l'observation d'un homme de 60 ans qui fut atteint de rhumatisme généralisé grave à la suite de plusieurs années d'alimentation chocolatée exclusive.

Les enfants sont encore plus sensibles que les adultes, et le danger est d'autant plus grand que nombre de farines pour bébés sont parfumées au cacao. D'après Variot les enfants chez qui on abuse des farines de cacao, sont constipés, bouffis, frêles, ils deviennent nerveux, difficiles, criards. Le cacao est un aliment d'entretien et non de développement (Guinon).

Signalons en même temps le danger des bonbons au chocolat mangés à toute heure du jour; l'estomac, l'intestin en pâtissent, l'appétit est diminué, les dents même peuvent être atteints de carie.

Mauvais chez les *goutteux*, *graveleux*, *uricémiques*, *rhumatisants*, chez les *brightiques* et les *cardiaques* et même chez les *arthritiques*, surtout les arthritiques constipés, le chocolat doit être surtout défendu aux *hépatiques*, aux *diabétiques*, aux *oxaluriques*. Les *cardiaques*, les *diabétiques* pourront employer le cacao à petites doses, les derniers non sucrés; pour les autres catégories de malades il reste aussi mauvais que le chocolat.

BOISSONS

EAU PURE

L'eau est le plus nécessaire de tous nos aliments,
le seul dont on ne puisse se passer longtemps:
les jeûneurs qui restent quarante ou cinquante
jours sans manger sont forcés de continuer à boire
chaque jour une certaine quantité d'eau. Cette
nécessité n'a d'ailleurs rien d'étonnant : l'eau constitue le milieu intérieur dans lequel vivent toutes
nos cellules, dont la concentration ne peut changer
sans retentir immédiatement sur tous les processus
fermentatifs qui sont à la base de la vie; et comme
d'autre part nous en éliminons constamment par
les reins, par l'intestin, par le poumon, par la peau,
il faut, pour que la vie reste possible, qu'un apport journalier vienne compenser ces pertes in-
cessantes.

Ce sont elles par conséquent qui permettent d'é-
valuer la quantité d'eau qu'on doit ingérer chaque
jour.

L'homme normal en 24 heures excrète:

    1500 c.c. d'eau par les urines.
      60 c.c. —   — les féces.
  — 900 c.c. —   — le poumon et la peau.
soit 2460

Mais sur cette quantité 1.400cc. environ nous sont fournis par les aliments, dont 400 cc. à peu près par oxydation de l'hydrogène qu'ils renferment; il reste donc un peu plus d'un litre que nous devons prendre en boisson.

Le travail change assez notablement l'élimination aqueuse qui, dans un travail moyen, se partage comme il suit :

```
1000 c.c. d'eau par les urines.
  60 c.c.   —    —  les féces.
1900 c.c.   —    —  le poumon et la peau.
           ─────
soit  2960
```

L'eau des aliments augmentant peu, la ration d'eau pour le travail oscille entre un litre et demi et deux litres.

Cette ration journalière idéale peut varier dans une assez large mesure sans grands inconvénients pour l'organisme, admirablement outillé pour maintenir constante la concentration de ses tissus. La sécrétion rénale joue sous ce rapport la rôle de grand régulateur: elle diminue quand l'ingestion est trop faible, et quand celle-ci dépasse la mesure, elle augmente presque à l'infini, pourrait-on dire. L'excrétion cutanée et pulmonaire ne prend qu'une part beaucoup plus restreinte à ces phénomènes de compensation.

Il est pourtant des limites qu'on ne saurait longtemps négliger sans inconvénients graves. Boire trop peu devient vite dangereux, l'élimination se trouvant insuffisante, et l'accumulation des déchets toxiques, de l'acide urique entre autres pouvant amener une série d'accidents. Boire trop est mieux supporté: à la longue pourtant, quand les excès se tranforment en habitude, il peut en résulter des suites fâcheuses pour le cœur et les vaisseaux d'une part surmenés par la pléthore aqueuse, pour la nutrition d'autre part qui se ralentit et tend vers l'obésité.

*
* *

Ces notions sont utiles à connaître non seulement pour maintenir dans la juste mesure les bien portants, mais encore pour savoir manier prudemment les régimes basés sur la réduction ou l'augmentation des liquides.

Le plus célèbre est le *régime sec*, préconisé surtout contres les grandes *dilatations d'estomac*, dans le but d'éviter la surcharge alimentaire et la dilution du suc gastrique qui ne saurait que faciliter les fermentations. L'idée est juste, mais ne doit pas être poussée à l'extrême: les malades atteints de dilatation ou de fermentations gastriques, voire même les hypopeptiques ont tout intérêt à prendre des potages épais et à boire très peu en mangeant. Au lieu de deux grands verres qui est la ration normale, ils doivent se contenter d'un verre à peine rempli; mais la suppression totale nous paraît funeste: outre qu'elle nuit à l'appétit, le chyme se trouve alors former une bouillie épaisse peu propice aux processus digestifs. Il faut naturellement avoir bien soin de rendre à ces malades en dehors des repas, à l'heure où l'estomac est vide, la quantité d'eau dont ils ont été privés.

La réduction des liquides fait encore partie du traitement de l'*obésité* ; elle est notamment une des bases de la cure d'Œrtel. L'obèse doit boire peu, et autant que possible en dehors des repas ; il lui faut rester en dessous du litre que nous avons considéré comme ration normale. Mais il faut procéder avec prudence, d'autant plus que l'obèse est presque toujours un arthritique, un intoxiqué. La cure d'Œrtel ne peut convenir à tous les individus, et doit en tous cas être surveillée de très près. Bien souvent elle sera avantageusement remplacée par la diminution des chlorures (M. Labbé).

Les *cardiaques* et les *brightiques* constituent la dernière catégorie de malades qui puissent bénéficier d'un semblable régime. Alors qu'on a tendance le plus souvent à les faire boire abondamment, il est des cas ou une ration réduite à 2 litres voire même à 1.500 cc. (1) loin de nuire à l'épuration rénale peut au contraire l'améliorer en soulageant à la fois le cœur et le rein (Widal) ; mais ce traitement ne doit pas être généralisé ni poursuivi trop longtemps.

Moins nombreux sont les états morbides où l'on a intérêt à dépasser la quantité normale ; pourtant

(1) Si l'on réfléchit que l'eau provenant des aliments solides est très minime chez ces malades, on comprendra que ce chiffre de 1500 cc. est très inférieur aux besoins journaliers.

les *goutteux*, les *uricémiques* se trouvent souvent
bien de boire abondamment pour faciliter l'élimination de l'acide urique; il ne leur en faut pas
moins s'en tenir à une augmentation modérée. La
diurèse constitue un excellent critérium : on tâchera
de la maintenir entre un litre et demi et deux lit-
tres; au delà il faut craindre la fatigue cardiaque.

*
* *

Le terme d'eau pure, employé pour désigner
l'eau qui n'a subi aucune addition, n'a pas de valeur scientifique : l'eau contient toujours certaines
substances organiques, inorganiques ou même vi-
vantes; les unes sont utiles, les autres nuisibles;
c'est la présence des premières, l'absence des secondes qui fait la qualité d'une bonne eau de
table.

Une *bonne eau potable* « doit être fraîche, lim-
pide, sans odeur, faiblement saline, agréable au
goût, aérée, légère à l'estomac, imputrescible, apte
aux principaux usages domestiques. » (Gautier).

Parmi ces qualités, certaines sont prépondéran-
tes et méritent qu'on s'y arrête. L'aération est
utile pour la digestion : les eaux non aérées pèsent
sur l'estomac, non par suite de l'absence d'oxygène, mais parce qu'elles sont alors riches en matières organiques putrescibles et malsaines, qui
absorbent l'oxygène en s'oxydant.

La minéralisation est plus importante encore,
surtout en ce qui concerne la chaux : une eau

bonne à boire contient environ 0, gr. 300 à 0, gr. 500 de résidu minéral, et 0, gr. 100 à 0, gr. 300 de carbonate de chaux par litre. Cette chaux d'origine hydrique forme dans la ration minérale journalière un appoint qui n'est pas à négliger, et son insuffisance n'est pas sans inconvénients surtout pour des organismes jeunes ; son excès est d'ailleurs fâcheux lui aussi, car il rend l'eau dure et impropre à la cuisson des légumes.

Enfin la stérilité de l'eau, ou du moins l'absence de microbes pathogènes est la qualité la plus essentielle. C'est surtout l'été que l'infection de l'eau est fréquente, notamment par le bacille d'Eberth, et c'est alors surtout que sont utiles les mesures destinées à assurer cette stérilité. L'ébullition est très efficace mais a l'inconvénient de priver l'eau d'une partie de ses sels qui précipitent. La filtration sur bougie de porcelaine est préférable : encore faut-il avoir soin de nettoyer et faire bouillir les filtres tous les huit jours. Certaines personnes ont recours aux eaux minérales, précaution excellente si l'on s'adresse aux eaux peu minéralisées telles que Evian, Alet, Vittel même ; mais on ne saurait boire longtemps sans inconvénients les eaux à haute minéralisation, qu'il faut laisser aux malades qui en ont besoin.

L'ensemble de ces qualités se trouve surtout réalisé dans les eaux de source qui sont les meilleures des eaux de table : les eaux de puits sont encore bonnes à condition d'être protégées des mauvaises infiltrations du voisinage. Les eaux de pluie, de citerne pèchent par leur pauvreté en sels, leur richesse en microbes, les eaux de rivière et surtout de fleuve par leur fréquente contamination.

*
* *

L'eau doit être bue au cours des principaux repas : ne boire qu'en dehors des repas ou seulement à la fin des repas nous paraît être une mauvaise habitude, et il vaut beaucoup mieux au contraire que l'homme sédentaire, celui qui dépense peu, s'habitue à ne jamais rien boire en dehors des repas. Signalons pourtant que certains hommes enclins à la pléthore et à la congestion se trouvent très bien d'absorber un ou deux verres d'eau fraîche le soir en se couchant.

L'ouvrier lui, qui doit prendre beaucoup plus de liquide, est forcé de boire dans l'intervalle des grands repas ; mais autant que possible il doit le faire au moment des petits repas supplémentaires que lui impose son activité musculaire.

Pour avoir toutes ses qualités rapides et digestives l'eau doit être bue fraîche. Les dyspeptiques pourtant ont souvent intérêt à boire tiède. Quant aux températures extrêmes, eau très chaude, eau glacée elles sont toujours nuisibles.

BOISSONS ALCOOLISÉES

L'eau pure ne forme qu'exceptionnellement l'unique boisson en usage ; depuis bien longtemps et dans tous les pays l'homme consomme des boissons qui contiennent de l'alcool. Le mode de préparation, le goût, la proportion changent ; mais il reste le principe commun qui leur confère à toutes, bien qu'à des degrés divers, les mêmes avantages et les mêmes dangers.

Nous nous trouvons ainsi côtoyer un des problèmes vitaux de notre époque et de notre société, celui de l'alcoolisme. Nous disons côtoyer, car nous ne saurions aborder de front dans un aussi court chapitre une question qui a déjà fait couler des flots d'encre, et qui intéresse à la fois la pathologie, l'hygiène, la sociologie, la morale, pour ne pas dire la politique. Les lignes qui vont suivre auront un triple but : rappeler les principes qui sont ou tout au moins paraissent à l'heure actuelle bien établis en ce qui concerne l'alcool ; renseigner le lecteur sur la richesse en alcool des différentes boissons ; énumérer et apprécier les autres substances, que celles-ci peuvent renfermer à côté de l'alcool, et en déduire pour chacune avantages ou inconvénients.

ALCOOL

1° *L'alcool est-il un aliment*, en d'autres termes l'organisme est-il capable de brûler l'alcool ingéré et d'utiliser la chaleur ainsi produite pour couvrir ses besoins en calories. Cette question a donné lieu à des expériences et à des controverses sans nombre : elle est aujourd'hui résolue par l'affirmative. Les constatations d'Atwater sont parmi les plus concluantes: ayant introduit un sujet dans sa chambre calorimétrique, il calcula exactement le nombre de calories produites par un régime donné pendant une période de trois jours ; pendant les trois jours suivants, une partie des hydrocarbonés est remplacée par une quantité isodyname d'alcool; pendant les trois derniers jours le régime primitif est repris. Le calcul des calories démontra que le rendement en calories était le même à un millième près, que l'alcool fît ou non partie de la ration alimentaire. La conclusion qui s'impose est que : l'alcool est utilisé par l'organisme, et peut dans la ration alimentaire remplacer une quantité isodyname de sucre ou d'amidon. Mais ceci n'est vrai que si l'alcool est absorbé en petite quantité; lorsque l'absorption est excessive, une partie s'élimine par le poumon, les urines, la sueur, avant d'avoir pu être utilisée. On voit ainsi intervenir la notion de quantité, de proportion: comme pour tous les aliments, mais plus que pour aucun autre, elle va constituer la donnée principale du problème.

L'équivalent isodyname de l'alcool est 7, c'est-à-dire que un gramme d'alcool donne en brûlant 7 calories utilisables (exactement 7,184). On voit que ce chiffre est sensiblement plus élevé que pour l'albumine et les hydrates de carbone, presque égal à celui de la graisse.

2o *Répercussions*. — L'action de l'alcool sur l'estomac est certaine et subordonnée à deux facteurs : quantité et concentration. A petites doses, et à une concentration inférieure à 50 p. 100, l'alcool facilite le travail de l'estomac, notamment au point de vue sécrétoire, le fait est connu de tous et souvent utilisé. A doses fortes, concentrées, et trop souvent répétées, l'alcool irrite la muqueuse gastrique et y suscite à la fois des troubles fonctionnels et des lésions anatomiques qui évoluent parallèlement ; à l'hyperchlorhydrie, à l'hypersécrétion muqueuse, à l'apepsie correspondent la prolifération glandulaire, la multiplication des éléments muqueux, l'atrophie de la muqueuse : souvent même les lésions vont plus loin, et aboutissent à l'ulcération presque toujours suivie d'hématémèse.

On ne saurait parler d'action directe de l'alcool sur l'intestin, car il est presque toujours résorbé dans l'estomac ; mais tout le tube digestif se ressent secondairement du mauvais fonctionnement gastrique.

Une fois pénétré dans le torrent circulatoire, l'alcool agit d'abord sur le foie. A petites doses il congestionne le parenchyme et excite la cellule: à doses fortes et répétées, il provoque la réaction du tissu conjonctif ; la clinique, sinon l'expérimentation, démontre que, même dilué comme dans le vin, il constitue un des principaux facteurs de cirrhose: à dose massive il sidère la cellule hépatique et peut amener l'ictère grave.

Au point de vue circulatoire, il précipite les battements du cœur, accélère la circulation, congestionne la face par vaso-dilatation, et produit une sensation de chaleur très appréciable. L'abus conduit facilement à la sclérose cardio-vasculaire.

Son action tonique et excitante se traduit également sur les centres nerveux; c'est un aliment nervin à rapprocher du café et du thé. Tout le monde sait qu'il produit une sensation d'euphorie, diminue la fatigue et augmente — momentanément — la force musculaire et l'activité cérébrale ; trop nombreux sont les poètes, les auteurs de tout genre qui vont chercher au fond d'un verre la source de leurs inspirations.

Enfin, l'alcool agit sur la nutrition générale. Là encore la notion de quantité est prépondérante: et ceci explique la contradiction des résultats obtenus par les expérimentateurs. A petite dose, c'est-à-dire moins d'un gramme par kilog, l'alcool diminue l'azote urinaire, et restreint dans une certaine proportion la désassimilation des graisses et de l'albumine; il se montre d'ailleurs à ce point de vue inférieur à la graisse et encore plus aux hydrates de carbone. A fortes doses au contraire, il augmente la désassimilation azotée, et l'excrétion de l'urée. Si dans le premier cas son action est simplement tonique, dans le second, il se comporte comme un excitant souvent violent.

Normalement l'alcool n'agit pas sur le rein puisque il est brûlé et s'élimine à l'état d'eau et d'acide carbonique; mais pris en excès une partie passe par la glande rénale non sans nuire aux cellules ; par son action sclérosante vasculaire il peut encore avoir un retentissement fâcheux sur le fonctionnement rénal.

L'alcool possède donc un double caractère : c'est un *aliment*, et c'est un *nervin*. Aliment, il possède une valeur nutritive qui est loin d'être négligeable; nervin il exerce par l'intermédiaire du système nerveux une stimulation notable sur toutes nos fonctions; mais comme toutes les substances de cette catégorie, il ne peut être ingéré en quantité un peu forte sans devenir dangereux. Il faut donc ajouter que c'est un mauvais aliment, facilement toxique et dont l'emploi doit toujours être surveillé de près. Dès qu'on dépasse la dose normale il ne nourrit plus, il intoxique: il livre sa chaleur brusquement, brutalement, et une bonne partie est perdue sans profit; au lieu d'une stimulation bienfaisante, les organes se trouvent alors soumis à une excitation excessive, fatalement suivie d'une dépression accentuée, qui pousse à ingérer de nouveau l'excitant, mais à doses toujours croissantes. Cette série d'alternatives est des plus funestes, et c'est ainsi que s'installent la gastrite, la cirrhose hépatique, la sclérose cardio-vasculaire; le rendement en travail physique diminue (Chauveau), la production cérébrale devient chaque jour plus laborieuse ; les secousses imprimées à la nutrition, conduisent à l'arthritisme, voire même à la tuberculose.

Ces notions générales vont nous servir pour juger de la valeur respective des différentes boissons alcoolisées : comme on peut s'y attendre, seront à rejeter toutes celles où l'alcool est assez concentré ; peuvent être permises celles où il se trouve suffisamment dilué. Le problème est pourtant compliqué par la présence de substances secondaires, alcools supérieurs, essences, principes divers, qui viennent ajouter leur action utile ou nuisible à l'action princeps de l'alcool.

*
* *

ABSINTHE, APÉRITIFS, LIQUEURS

Tous ces produits de composition assez différente doivent être réunis dans une commune réprobation, et les partisans de la lutte antialcoolique sont tous d'accord pour en réclamer la suppression absolue.

Leur toxicité provient en partie de leur teneur en alcool qui est toujours élevée, comme on en peut juger par le tableau suivant:

De 20 à 50	Vermouth.
	Amer Picon.
	Liqueurs sucrées.
De 30 à 40	Kummel.
	Cassis, etc.
	Anisette.
	Chartreuse.
De 40 à 50	Eau de vie de cidre.
	Cognac.
	Kirsch.
	Bitter.
De 50 à 60	Curacao.
	Rhum.
De 60 à 80	Absinthe.

Mais leurs inconvénients sont accrus par l'adjonction d'alcools supérieurs beaucoup plus toxiques que l'alcool éthylique, et d'essences particulièrement nocives pour le système nerveux.

L'*absinthe* tient la tête dans l'échelle de toxicité; c'est un poison violent pour les cellules nerveuses. L'absinthisme engendre les névroses, l'épilepsie, la folie, et pour les descendants des tares nerveuses sans nombre.

Les *apéritifs* viennent ensuite; constitués par la

macération dans l'alcool de principes soi-disant apéritifs, et en réalité funestes au fonctionnement de l'estomac, c'est souvent lui qu'ils frappent d'abord, avant d'atteindre le foie et le système artériel.

Les *liqueurs* ont dans le monde une moins mauvaise réputation ; elles sont pourtant riches en alcool éthylique, et celui-ci est accompagné d'alcools supérieurs : propylique, butylique, amylique, etc.:: et d'éthers variés en quantité qui n'est pas négligeable. Encore ne parlons-nous que des bonnes eaux-de-vie. Si les malheureux ouvriers savaient tout ce qui entre dans les mixtures qu'on leur fait boire, peut-être se montreraient-ils plus réservés dans leur consommation.

C'est l'abus des liqueurs avec celui du vin qui reproduit dans sa plus grande netteté le tableau de l'alcoolisme chronique avec ses formes gastrique, hépatique, vasculaire plus ou moins combinées. Il faut savoir que point n'est besoin pour cela de grands excès: une personne qui absorbe après chaque repas un petit verre soit 20 gr. d'un cognac titrant 50 degrés, prend ainsi 20 cc. d'alcool absolu par 24 heures, soit à peu près le tiers de la ration maxima ; il y a bien des chances pour que le vin pris en même temps fasse monter celle-ci au delà du chiffre considéré comme inoffensif.

Si l'usage de l'alcool sous ces différentes formes doit toujours être combattu chez les biens portants, il est quelques cas en pathologie où il peut rendre de réels services. L'excitation thermique et neuro-vasculaire, le renforcement toni-cardiaque qu'il provoque sont des plus utiles dans les *infections graves*, avec asthénie nerveuse, pouls petit et synco-pal, hypothermie et collapsus. C'est ainsi que dans les *pneumonies typhoïdes*, *grippes infectieuses*, *fiè-vres typhoïdes adynamiques*, et en général dans toutes les infections graves s'accompagnant d'as-thénie cardio-vasculaire, l'alcool est très souvent indiqué. Il ne faut pas craindre de le donner alors à fortes doses, soit 100 gr. de rhum ou de cognac par 24 heures. L'alcool agit à la fois comme médi-cament, comme aliment, puisque ces 100 gr. avec le sucre font environ 470 calories, et même comme aliment d'épargne limitant la désassimilation; sa valeur à ce point de vue est plus accentuée chez les fébricitants que chez les bien portants (Ott).

L'alcool a été récemment préconisé dans le *dia-bète* : non seulement il facilite la tolérance des graisses par l'estomac, non seulement il est nour-rissant mais il aurait encore une influence heu-reuse sur l'utilisation du sucre et diminuerait les chances d'acétonurie. On doit bien entendu, rester dans les limites fixées plus haut, et ne pas passer outre aux contre-indications spéciales à certains cas.

VINS

Composition et Répercussions.

ALCOOL EN POIDS. HYDROC.   CENDRES PURINES CL. CALORIES (1).

5,7 à 8,6   1,7 à 2,8   0,11 à 0,26   0   0   47 à 74

On voit que le vin est entièrement dépourvu de substances grasses ou azotées: il est notamment dépourvu de corps puriques.

L'alcool éthylique en est la substance principale.

La richesse des différents vins en alcool éthylique s'exprime en degrés centésimaux: dire d'un vin qu'il titre 10° signifie qu'il contient 10 cc. d'alcool absolu pour 100. Cette proportion est assez variable pour les différents crus, comme l'indique le tableau suivant:

De 9 à 10°	*De 11 à 12°*
Bourgognes rouges ordin.	Bourgognes grands crus
» blancs »	Médoc
Bordeaux ordinaires	Vins de Narbonne
» rouges grands crus	» d'Algérie
» blancs »	» du Rhin
Vins du Gers	» de Tokay
Vins blancs d'Alsace	

De 13 à 13°	*De 15 à 17°*
Vin d'Asti	Porto
Vins d'Espagne	Madére
Champagne	Marsala

(1) Ces chiffres ne concernent pas les vins de liqueurs (Madère, Porto, etc. ..) ni les vins de Champagne.

Ces chiffres sont importants à connaître. Il est souvent utile de rappeler aux personnes qui abuseraient facilement du vin qu'une bouteille de Bordeaux représente 66 cc. environ d'alcool absolu, une coupe de champagne 17 cc., et un verre de Madère 7 cc. On étonnera bien des malades en faisant ainsi le calcul de ce qu'ils absorbent dans une journée.

L'alcool éthylique est accompagné d'alcools supérieurs : propylique, butylique, amylique, beaucoup plus toxiques, et heureusement en petite quantité ; leur proportion est plus forte dans les crus dont le bouquet est accentué.

Parmi les hydrocarbonés il faut citer la glycérine qui varie de 4 à 13 gr. par litre, la mannite, la lévulose, la glycose. Ces deux dernières substances sont abondantes dans certains vins de liqueur comme les Malagas qui peuvent en contenir 150 grammes par litre.

Le vin contient des acides organiques parmi lesquels il faut citer l'acide tartrique presque entièrement uni à la potasse : il est particulièrement abondant dans les Bourgognes et dans les Médocs ; l'acide œnotannique, atteignant jusqu'à 2 gr. dans les vins rouges, et à l'état de trace dans les vins blancs ; des acides minéraux, acides sulfurique et phosphorique, des bases potasse, chaux, magnésie et fer, celui-ci variant de 0 gr 008 à 0 gr 050 par litre.

L'acidité totale est faible dans les Bordeaux, vins d'Alsace : elle augmente un peu dans les vins du Rhin, d'Algérie, encore plus dans les Madère, Marsala, Champagne, Bourgognes rouges et surtout blancs, pour atteindre son maximum avec le Muscat d'Asti. Une partie de cette acidité étant organique, est détruite par combustion, de sorte qu'au point de vue de la nutrition, le vin n'est que faiblement acide.

Nous n'avons pas à insister sur la répercussion du vin sur l'organisme; c'est en somme celle de l'alcool notablement dilué. Signalons pourtant l'influence fâcheuse du tartre qui par son abondance fatigue souvent l'estomac, et du tannin qui rend les vins rouges plutôt constipants tandis que les vins blancs sont plutôt diurétiques. L'usage de vins trop jeunes provoque parfois l'irritation intestinale et la diarrhée.

Falsifications. Après avoir atteint il y a quelques années un développement effrayant, et qui n'a pas peu contribué à la vigoureuse campagne qu'on a menée contre le vin, elles ont maintenant diminué de fréquence, du fait de la surproduction actuelle, Les unes sont inoffensives comme le mouillage, le sucrage, le vinage ; l'addition de matières colorantes est déjà moins indifférente, surtout pour la fuschine qui renferme souvent de l'arsenic ; enfin le plâtrage (addition de sulfate de potasse pour précipiter les albuminoïdes et les microbes) est tout à fait mauvais pour l'estomac.

Indications et contre-indications. Nous n'hésitons pas à ranger le vin parmi ce qu'on appelle les boissons hygiéniques. Nous avons vu plus haut l'effet utile, à la fois tonique et nutritif de l'alcool pris à petites doses ; or avec le vin il est relativement facile d'en rester à ces petites doses. Une bouteille de vin ordinaire de 600 cc. contient environ 60 cc. d'alcool absolu, soit un peu moins que la dose maxima permise à un homme de poids moyen. En ne dépassant pas cette quantité par 24 heures, le vin ne fait qu'apporter à nos différents organes une stimulation raisonnable, utile à leur fonctionnement. Cette utilité se fait particulièrement sentir pour tous ceux qui mènent une vie fatigante, pour les ouvriers, et pour ceux surtout qui sont exposés aux brusques intempéries : cultivateurs, pêcheurs, montagnards. Si l'on a le devoir de les mettre en garde contre l'abus malheureusement trop fréquent, il est beaucoup moins indiqué de chercher à leur imposer l'abstinence absolue ; en les privant du remontant inoffensif qui est pour eux le vin, il est à craindre qu'on ne les pousse à chercher dans l'alcool plus concentré un excitant plus violent et dangereux. Et de fait, différents travaux semblent prouver que ce n'est pas dans les régions vinicoles, bien au contraire, que l'alcoolisme fait le plus de ravages.

A côté de son action stimulante, nutritive et tonique, le vin possède encore un avantage, précieux à l'heure actuelle où l'eau des villes est souvent contaminée: ce sont ses propriétés antiseptiques. Sabrazès a montré dernièrement que le bacille d'Eberth vit deux heures dans le vin rouge ordinaire à 11°, 30 minutes dans le Bourgogne, 20 minutes dans le vieux vin blanc, 10 minutes dans le Champagne. L'acidité paraît agir plus encore que le degré de l'alcool. En outre en mélangeant l'eau et le vin 12 heures à l'avance, on arrive à purifier une eau suspecte ; ce qui nous ramènerait tout simplement à l'antique « abondance » des lycées et collèges, pourtant bien décriée.

Le vin ne doit pas être permis à l'enfant avant 12 ou 14 ans; à ce moment il sera souvent utile pour bien traverser la période difficile de la puberté. Comme pour les autres aliments excitants la ration doit en être diminuée vers 50 ou 55 ans. De même la femme à tout intérêt à en consommer moins que l'homme.

Il est un certain nombre d'états pathologiques au cours desquels l'usage du vin est profitable, mais à condition de bien choisir le cru, et surtout de s'adresser à de bons vins, non frelatés; aux *convalescents* on conseille les vins vieux de Bordeaux ou de Banyuls ; les *anémiés*, les *chlorotiques* auront recours aux bons vins de deux ans de Roussillon ou de Bordeaux, riches en fer et en tanin; de même les *tuberculeux*, à moins de contre-indications spéciales comme la dyspepsie, la diarrhée, la tendance aux hémoptysies, aux poussées congestives.

Si les *diabétiques* doivent s'abstenir des vins sucrés, ils ont tout intérêt à faire usage des vins secs; nous avons déjà vu l'influence heureuse de l'alcool sur la glycosurie; la digestion des graisses, si utiles aux diabétiques, s'en trouvera elle aussi grandement facilitée.

Enfin Gautier insiste avec raison sur les propriétés *antiscorbutiques* des vins rouges; la facilité de conservation augmente leur valeur à ce point de vue.

Les contre-indications sont à coup sûr plus nombreuses et plus importantes. En première ligne il faut placer la *cirrhose*, et surtout sa forme ascitique avec hypertension portale; elle est en effet une des plus fréquentes complications du vinisme, et les malades qui en sont atteints se montrent à ce point de vue d'une sensibilité étonnante: l'ingestion de quantités de vin souvent très minimes peut suffire à ramener des accidents qui avaient disparu depuis plusieurs mois. Le vin n'est pas moins mauvais dans les autres *affections hépatiques*, surtout dans les formes congestives des arthritiques, des coloniaux, des paludéens: dans les pays chauds une grande sobriété à l'égard de tout ce qui renferme de l'alcool est une condition essentielle de la santé.

Les *dyspeptiques* supportent presque toujours très mal le vin, et cela quelque soit la forme de dyspepsie; les vins sucrés riches en alcool, les vins rouges et surtout les Bourgogne, le mélange au même repas de plusieurs vins leur sont particulièrement funestes; dans les formes légères d'*hyper* ou d'*hypochlorhydrie* on peut pourtant permettre un peu de Bordeaux blanc coupé d'eau. Il faut faire exception pour le Champagne, à qui sa richesse en acide carbonique donne des vertus spéciales : il est indiqué dans les grandes *intolérances gastriques*, des maladies aiguës, du chloroforme, de la grossesse ; il exerce dans tous ces cas sur l'organisme une action tonique qui n'est pas négligeable ; frappé dans la glace il est encore plus actif qu'à la température de la chambre.

Les *affections intestinales* sans contre-indiquer absolument l'usage du vin doivent pourtant le limiter. Les constipés, les entéro-colitiques se méfieront surtout des vins rouges à bouquet accentué.

Chez les *nerveux excitables, neurasthéniques, hypocondriaques,* malades à *tendance vésanique,* il est toujours néfaste ; il n'est pas rare de voir l'abstinence absolue amener la disparition des troubles, et ceux-ci reparaître à la suite du plus petit écart. Ces malades sont sensibles à tous les excès alimentaires, mais surtout aux excès alcooliques.

Le vin est encore interdit dans les affections *cardio-vasculaires,* surtout dans les formes avec hypertension, *aortites, angines de poitrine.* Dans l'*albuminurie* le vin blanc est un peu moins mauvais que le vin rouge ; le vieux vin de Bordeaux rouge convient aux formes *orthostatiques* ; c'est encore lui qui est préférable dans la *lithiase rénale,* comme peu alcoolisé et peu acide; les vins de la Moselle, préconisés à tort, les vins de Bourgogne, vins liquoreux y sont à redouter.

La grande sobriété est encore indispensable aux ouvriers exposés au *saturnisme*, car l'alcool augmente la fréquence et la gravité des accidents .

Dans la *goutte* Von Noorden permet un peu de vin blanc léger coupé d'eau: le Champagne est spécialement contre-indiqué.

Il est une série d'autres manifestations arthritiques, telles que *rhumatisme chronique, névralgies, migraines rebelles, asthme*, où la suppression du vin, si elle ne s'impose pas, doit toujours au moins être essayée; et on la verra parfois provoquer la disparition des symptômes.

Les *maladies de peau* forment une dernière et importante catégorie de contre-indications ; l'*eczéma*, le *psoriasis*, et plus encore la *couperose*, l'*acné rosacée* exigent l'abstinence complète; la répercussion fâcheuse du vin sur le visage est d'ailleurs bien connue et n'a pas peu contribué à mettre l'eau à la mode parmi les femmes soucieuses de leur beauté.

*
* *

BIÈRE

Composition et Répercussions.

La fabrication de la bière est sensiblement plus compliquée que celle du vin.

Le grain d'orge, qui en est la base la plus ordinaire, est d'abord soumis au maltage : il germe lentement dans des caves à 10° ; la diastase se développe et transforme l'amidon en dextrine et maltose. Le tout est ensuite desséché soit à 75°, soit à 110° ; dans le premier cas, il y a plus de maltose et moins de dextrine, le grain servira à faire les bières blondes ; le second qui sert aux bières brunes contient moins de maltose et plus de dextrine non fermentescible.

Dans le brassage on épuise le grain par l'eau à 70° qui entraîne diastase, invertine, dextrine, maltose et matières albuminoïdes; celles-ci sont en partie peptonisées, tandis qu'une forte proportion de maltose est transformée en glucose. C'est cet extrait liquide qui fournit par dessiccation l'extrait de malt.

On ajoute alors une certaine quantité de houblon qui donne à la bière son goût amer, la clarifie et facilite sa conservation.

La fermentation s'obtient par addition de levure fraîche: elle transforme une partie du glucose en alcool et acide carbonique ; la fermentation haute à 10° se fait vite et donne des bières légères ; la fermentation basse à 5 ou 6° est plus lente et donne des bières de conserve.

On obtient ainsi un liquide dont voici la composition moyenne, au moins pour les bières blondes françaises .

ALB.	ALCOOL	POIDS	HYDROC.	CENDRES	CL.	PURINES	CALORIES
0,50	3,90	5,9	0,19	0		0,01 (1)	50

La bière se différencie du vin par la présence de purines, de sucre en quantité notable, et par sa moindre teneur en alcool. Si elle est un peu moins nourrissante que lui, du moins l'alcool, au lieu d'être le seul principe nutritif, ne représente-t-il que 55 à 60 pour 100 de la valeur alimentaire.

Elle contient toujours une notable proportion d'acide carbonique qui la rend pétillante; des produits amers et résineux toniques; des acides, et des sels qui sont surtout des phosphates alcalino-terreux.

Les bières *brunes* sont plus nutritives, plus riches en extrait et en dextrine, mais moins riches en alcool.

Quant aux *extraits de malt* ils possèdent une haute valeur nutritive; voici la composition de l'extrait sec de Liebe.

ALBUMINE	MALTOSE	DEXTRINE	CALORIES UTILISABLES.
5	76	16	390

Les ferments diastasiques qu'ils renferment facilitent la digestion et l'assimilation et en font de très bons agents de suralimentation.

Les bières lourdes anglaises, Pale. Ale, Porter,

(1) La bière Porter en contient 0,17.

sont peu répandues en France: elles se distinguent par leur richesse en alcool et en purines.

Plus aqueuse, moins alcoolique, la bière doit fatalement avoir sur nos organes une action un peu différente de celle du vin. Au point de vue gastrique pourtant la présence de l'acide carbonique et du houblon compensent et au delà le déficit alcoolique et en fait une boisson des plus légères à l'estomac. En dehors des repas notamment, on peut en absorber des quantités considérables sans la moindre fatigue gastrique ; bue en mangeant on lui a faussement reproché d'entraver la digestion ; le fait n'est vrai que pour un petit nombre d'estomacs. Il faut savoir qu'il y a incompatibilité entre la bière et le lait.

La bière brune est toujours mieux tolérée que la blonde .

Pour ce qui est de la nutrition en général, c'est une boisson peu excitante; on l'a appelée assez justement boisson froide; elle se montre pourtant légèrement tonique, diurétique, et même diaphorétique. Absorbée avec excès elle fatigue le cœur et les artères, le foie, le rein, produit une surcharge aqueuse de l'organisme qui peut aboutir soit à l'athérôme, soit au ralentissement des échanges et à l'obésité .

2° INDICATIONS ET CONTRE-INDICATIONS. La bière mérite encore plus que le vin le nom de boisson hygiénique; elle nourrit plus en alcoolisant moins. Deux litres de bière légère ne contiennent pas plus d'alcool que 600 centimètres cubes de vin et nourrissent plus de deux fois davantage. Il est donc à souhaiter que son prix de revient lui permette d'occuper sur la table de l'ouvrier une place de plus en plus importante...

Chez ceux pourtant qui ont à faire un travail fatigant elle manque un peu de montant et il est à craindre qu'ils n'aillent chercher dans les liqueurs plus alcoolisées l'excitant dont ils se passent si difficilement.

Les indications de la bière à l'état pathologique ont trait surtout à la bière brune, aux bières maltées; ce sont elles qui forment une excellente boisson pour les *dyspeptiques*, surtout dans les vieilles gastrites avec atonie, les *tuberculeux, amaigris, cachectiques* qui ne peuvent supporter le vin, *nerveux excitables;* elle peut rendre service dans certains cas d'*insuffisance hépatique*, de *susceptibilité intestinale*. Bonnes pendant la *grossesse*, elles sont surtout indiquées pendant l'*allaitement;* car outre sa valeur nutritive la bière brune excite la sécrétion lactée.

La bière doit être interdite aux *diabétiques:* pour Leo, les produits de fermentation par levure auraient dans cette maladie une action nocive spéciale; elle ne convient ni aux *goutteux*, ni aux *hépatiques* à gros foie congestif, *obèses, brightiques, albuminuriques* en général, *cardiaques, athéromateux*. Les bières blondes reconnaissent comme contre-indications spéciales la *dyspepsie* surtout avec dilatation. l'*entérite*, la *dysenterië*, le *catarrhe vésical*, et surtout la *blennorragie.*

*
* *

CIDRE

Composition et Répercussions

Alcool en poids	Hydrocarb.	Cendres	Calories
2,8	3,40	0,20	34

Le cidre se fait avec une variété spéciale de pommes dites pommes à cidre, qui broyées et additionnées d'eau, sont ensuite pressurées; le jus qui s'écoule est encore additionné d'un tiers d'eau et mis à fermenter.

L'acidité du cidre qui est un peu inférieure à celle du vin est surtout organique : ces acides organiques sont brûlés, et le cidre se trouve être alcalinisant.

A ce titre, comme par sa pauvreté en alcool (1) il constitue une bonne boisson, très rafraîchissante; mais il est encore moins tonique, plus froid que la bière, et de fait les pays à cidre payent un lourd tribut à l'alcoolisme.

Indications et contre-indications. Il ralentit la

(1) Cette pauvreté en alcool est encore augmentée du fait que les paysans ne boivent en général que du cidre étendu de son volume d'eau, vulgairement appelé boisson.

digestion gastrique et doit être interdit aux *dys-peptiques;* son action laxative le rend dangereux à tous ceux qui ont tendance à la *diarrhée*, utile aux *constipés*. Depuis les travaux de Garrod, on attribue au cidre une action anti-goutteuse et anti-urique: il favoriserait, probablement en alcalinisant les humeurs, l'élimination de l'acide urique: à ce titre, il se recommande aux *lithiasiques urinaires* et aux *goutteux*.

Pour faire le cidre doux, on met le cidre en bouteille lorsqu'il est clarifié et avant qu'il n'ait fermenté. C'est un liquide mousseux, assez riche en alcool, et qui monte facilement à la tête: il ne doit être bu qu'en petites quantités.

DU VÉGÉTARISME

On ne saurait terminer un livre sur l'alimentation sans dire au moins quelques mots de l'important problème du végétarisme : depuis Pytha-
gore, qui en fut un des premiers adeptes, il n'a cessé
d'avoir ses partisans; à notre époque ceux-ci deviennent plus nombreux, dans les pays du Nord
surtout, Angleterre, Belgique, qui ont jadis le plus
abusé de la viande ; ils cherchent à lui donner
une base scientifique par l'explication rationnelle
de ses avantages. Ces tentatives ont déjà donné lieu
à un ensemble de travaux des plus intéressants et
indispensables à connaître.

Inutile de définir le végétarisme qui, malgré les
subtilités de quelques-uns, n'est autre que l'usage
exclusif des aliments tirés du règne végétal. C'est
là le végétarisme strict; il tient le milieu entre le
végétarisme mitigé, qui, ne supprimant que la viande, permet encore le lait et les œufs, et le fruitarisme dont le nom même indique l'excessive rigueur.

*
* *

Le végétarisme est avant tout une réaction contre

l'abus de la viande, contre l'opinion trop répandue qui faisait du bon beafsteack saignant le meilleur des fortifiants. Rien d'étonnant dès lors à ce que ses avantages soient exactement l'opposé des inconvénients que nous avons reconnus au régime carné excessif. Les voici brièvement exposés.

1º *C'est un régime pauvre en azote, riche en corps ternaires*, ce qui est un bénéfice évident. Bénéfice pour le tube digestif, qui, au lieu de l'excitation brusque et violente des albumines carnées, aliment gastrique, reçoit du végétal, aliment intestinal, une stimulation douce et soutenue. Bénéfice pour le milieu intestinal, l'azote constituant un excellent terrain de culture. Bénéfice pour le rein qui a moins de résidus à éliminer. Bénéfice surtout pour la nutrition.

Les frais d'exploitation sont élevés pour la viande qui pousse pour ainsi dire la cellule à consommer davantage, ils sont minimes pour les végétaux; les corps ternaires sont des agents d'épargne tandis que l'azote accroît la désassimilation: Desgrez a constaté que la destruction d'albumine atteignait son maximum avec le régime carné, son minimum avec le régime végétarien, le régime lacté tenant le milieu.

Comme producteur d'énergie l'azote se montre encore plus inférieur aux corps ternaires : avec le premier il y a production brusque et pour ainsi dire gaspillage d'énergie: les graisses et surtout les hydrocarbonés libèrent leur énergie lentement, progressivement au fur et à mesure des besoins.

Il semble d'ailleurs prouvé maintenant que le végétarisme lorsqu'il est bien supporté confère une certaine supériorité au double point de vue de l'effort physique et moral. Dans les épreuves sportives, surtout dans les épreuves de fond les végétariens se sont montrés supérieurs aux carnivores ; Fauvel dans une étude personnelle fort intéressante a constaté qu'il était beaucoup plus résistant à la fatigue depuis qu'il s'était converti au végétarisme ; Lefèvre insiste sur l'augmentation de la résistance au froid observée sur lui-même et sur nombre d'autres végétariens. Les bénéfices moraux ne sont pas moindres ; travail intellectuel plus facile, production cérébrale plus intense, caractère plus gai, humeur plus égale, telles sont les vertus du végétarien.

2o C'est un régime pauvre en purines et par conséquent moins toxique. Ces purines contribuent en effet pour une large part à la toxicité de la viande ; leurs nombreux méfaits ont été bien étudiés par les végétariens, et en particulier par Haig dont nous croyons utile de résumer ici les travaux.

Chez le mangeur de viande il y a en même temps surproduction d'acide urique, et rétention par le fait de l'hyperacidité humorale qui entrave l'élimination. Cet acide urique en excès ralentit la circulation par son action vaso-constrictive, et peut-être aussi en élevant la viscosité sanguine; il engendre la lourdeur, la torpeur physique et morale si fréquente chez ceux qui abusent de la viande: un nouveau repas azoté peut bien, en élevant l'acidité et en précipitant l'acide urique dans les tissus, donner une sensation de bien-être momentané; mais celle-ci ne dure pas et fait bientôt place à la dépression : les uns ont alors recours à des repas de plus en plus fréquents tandis que les autres cherchent dans l'alcool un remontant néfaste.

Telle est la phase de début, de durée variable. L'accumulation urique augmentant sans cesse, on voit alors apparaître les symptômes morbides. Ceux-ci caractérisent la seconde phase, et marquent un degré de plus dans l'intoxication: la modalité en est variable suivant la réaction individuelle. La migraine en constitue l'exemple le plus typique et montre bien comment Haig explique la filiation des accidents. Pour lui la migraine est due à une brusque crise d'alcalinité sanguine se produisant chez un intoxiqué; l'acide urique dissous alors en grande quantité envahit la circulation, « les petits vaisseaux se contractent, la peau se refroidit, la tension vasculaire augmente, la sécrétion urinaire diminue, la cellule nerveuse souffre, le moral se déprime, l'intelligence se voile ». (Ioteiko.)

Par des considérations analogues, il arrive à rattacher à l'accumulation d'acide urique une foule de maladies: épilepsie, asthme, hystérie, dyspepsie, hémoglobinurie, anémie, albuminurie, diabète, affections cardiaques.

Quant à la goutte et à la lithiase elles représenteraient la dernière phase, le dernier degré de l'accumulation urique, celui qu'on ne doit pas attendre pour faire le diagnostic d'uricémie.

Telle est la théorie de Haig; elle peut paraître sur certains points quelques peu exagérée; mais elle est confirmée par des succès incontestables de thérapeutique. Celle-ci réside tout entière dans le régime, seul vraiment capable de diminuer la production d'acide urique; et comme il est encore un certain nombre d'aliments végétaux qui contiennent des corps xanthiques : légumineuses, asperges, champignons, bière, thé, café, cacao, Haig préconise un végétarisme un peu spécial, qu'on pourrait appeler *anti-urique*, où toutes ces substances sont défendues, et où sont permis au contraire le lait et les œufs.

3° *C'est un régime plus minéralisant*, la proportion des cendres étant presque toujours supérieure dans les végétaux; c'est ainsi que certains légumes verts sont dix fois plus minéralisés que la viande.

4° *C'est un régime plus riche en cellulose*, et plus propre par conséquent par l'abondance des résidus à lutter contre la constipation et contre la stase intestinale.

5° *C'est un régime plus hygiénique* en raison de la facilité de conservation de certains végétaux, légumes secs, fruits; de la moindre fréquence des altérations; de la rareté relative des maladies transmissibles par le règne végétal.

6º *Enfin c'est un régime plus économique.* Ce côté social de la question, bien mis en valeur par le professeur Landouzy et MM. Marcel et Henri Labbé, et que nous n'avons pu qu'indiquer en passant, a une portée considérable. La viande coûte cher et nourrit peu: les légumineuses, les céréales coûtent peu et nourrissent beaucoup.

*
* *

A côté des avantages du végétarisme, il nous faut maintenant exposer ses *inconvenients possibles*, les objections qu'on lui a faites; elles achèvent d'éclairer la question et nous permettront tout à l'heure de mieux préciser pour qui ce genre de régime peut être favorable, pour qui il peut être nuisible.

On a tout d'abord reproché aux aliments végétaux de surmener et mettre à mal les organes digestifs. Ils manquent presque complètement de ces principes essentiellement excitants que la viande contient en forte quantité; à valeur calorique égale ils occupent un volume beaucoup plus considérable et provoquent ainsi la satiété et la surcharge gastrique. Leur absorption est défectueuse, et force ainsi à augmenter la quantité des substances ingérées. Enfin leur albumine est difficilement attaquable par les sucs digestifs; Pawlow a montré que soit pour l'estomac, soit pour le pancréas l'azote du lait exigeait un plus grand travail que celui de la viande, et l'azote du pain un travail infiniment plus grand que celui du lait.

Ces objections ont leur valeur et méritent d'être prises en considération. Il est incontestable que toute personne qui se met brusquement au régime végétarien souffre bientôt de dyspepsie, pesanteur gastrique, ballonnement, flatulence intestinale; les partisans de la réforme ne songent pas à nier la possibilité de ces accidents, mais ils se font forts de les éviter grâce à certaines précautions. Celles-ci consistent d'abord à diminuer la ration d'albumine, ce qui ne saurait avoir aucun inconvénient; puis à espacer les repas, les végétaux soutenant plus et plus longtemps on n'en souffre nullement; à mastiquer avec le plus grand soin, ce qui prépare mieux les aliments à l'attaque digestive, et permet de réduire la quantité des liquides, d'où diminution de volume; enfin à faire un passage progressif d'un régime à l'autre pour donner à l'estomac et à l'intestin le temps de s'adapter aux nouvelles habitudes qu'on entend leur donner. Ces précautions sont à coup sûr des plus judicieuses: suffisent-elles à faire tolérer par tous, faibles aussi bien que forts, le régime strictement végétal, nous ne le croyons pas, et pensons au contraire que pour beaucoup d'intestins délicats et paresseux, intestins de civilisés et de citadins, les objections que nous venons d'émettre restent valables .

On reproche encore au régime purement végétal de ne pas fournir à l'organisme en général assez de tonus vasculaire et nerveux; comme pour les glandes digestives la diminution de l'excitation d'origine alimentaire dépasserait la mesure et nuirait par défaut au fonctionnement vital. L'objection, surtout valable pour certains malades, s'étendrait même aux bien portants; la résistance morbide serait ainsi diminuée et, d'après Ewald, on aurait observé dans les prisons avec le régime végétarien exclusif une augmentation notable de la morbidité et de la mortalité. Cette privation excessive de tonus, d'excitation, est surtout préjudiciable avec les conditions de l'époque moderne et les exigences de la lutte pour la vie; rares sont les carrières où l'homme n'ait pas à donner des à coups, à faire face à de brusques fatigues: les excitants sont alors indispensables, et les aliments végétaux peuvent s'en montrer trop dépourvus.

Enfin les végétaux, absorbés en grande quantité auraient encore l'inconvénient d'apporter trop de chaux à l'organisme; il en résulterait une surcharge qui favoriserait l'éclosion du rhumatisme chronique et de l'athérôme. Pour le rhumatisme, malgré sa fréquence évidente chez les herbivores, le danger paraît assez imaginaire: car il paraît être surtout fonction de l'hyperacidité qui gêne l'excrétion du phosphate de chaux, et celle-ci se trouve justement combattue par le végétarisme. Pour l'athérôme l'objection est plus sérieuse, Lœper et Boveri ayant démontré expérimentalement qu'un régime riche en chaux favorise la production des lésions athéromateuse. Il est pourtant facile de faire un choix parmi les éléments végétaux, lorsqu'on craint des altérations de ce genre, de supprimer les légumineuses, choux, épinards, carottes, seigle, avoine: avec les autres céréales, les pommes de terre, riz, pâtes, nombre de légumes verts, fruits frais et huileux, il reste encore de quoi constituer un régime sinon pauvre en chaux, du moins d'une richesse moyenne.

Ces deux dernières objections n'ont donc rien d'absolu: il n'en est pas de même des deux premières qui doivent être prises en sérieuse considération lorsqu'il s'agit de se prononcer sur l'opportunité du régime végétarien.

*
* *

L'utilité du végétarisme dans certains états pathologiques est à l'heure actuelle presque universellement admise; et ceux mêmes qui n'en sont pas partisans pour l'homme bien portant, reconnaissent les services qu'il peut rendre en diététique.

C'est dans l'*arthritisme* qu'il trouve ses plus nombreuses indications; non pas qu'il y soit toujours toléré; l'arthritique héréditaire notamment, celui de la deuxième ou troisième génération, ne possède le plus souvent qu'un tube digestif trop délicat pour pouvoir s'y astreindre ; mais le bon vivant, le gros mangeur, qui doué d'une constitution robuste s'empoisonne petit à petit, cet arthritique en puissance peut et doit se convertir au végétarisme; cette conversion, surtout si elle n'est pas trop tardive, transformera sa santé, et prolongera sa vie.

Nombre d'états morbides qui se rattachent à la famille arthritique peuvent bénéficier de ce même régime, toujours à condition que l'organisme soit assez fort pour le supporter; il en est ainsi pour les *hépatiques* à gros foie congestif, pour nombre de *neurasthéniques hypertendus*, de *migraineux*, de *faux rhumatisants*, des malades atteints de *névralgies*, de *sciatiques rebelles;* la *lithiase urinaire* constitue encore une indication, contrairement à la *lithiase biliaire* qui est plutôt une contre-indication. (Martinet.) Quant à la *goutte* la question est des plus discutées: Maurel, de Grandmaison sont pour le régime végétarien: par contre Garrod, Ebstein, Cantani, von Noorden, permettent la viande en petite quantité; pour ce dernier, elle aurait l'avantage de faciliter l'élimination de l'acide urique par combinaison avec l'acide thyminique qu'elle renferme toujours.

Dans un grand nombre de *maladies de peau* le végétarisme peut donner aussi d'éclatants succès; il est des formes d'*eczémas*, d'*acnés rosacées*, de *psoriasis* rebelles qui ne cèdent qu'à ce régime associé ou non à une thérapeutique externe.

Chez les *brightiques*, les *albuminuriques* d'un

certain âge il est souvent indiqué, mais on ne peut admettre pour eux que le végétarisme mitigé avec lait, œufs et fromage.

Nous en dirons autant des *hyposystoliques, myocarditiques*, malades atteints d'*insuffisance orificielle;* il leur faut des aliments faciles à digérer, et le végétarisme strict imposerait à l'intestin et par conséquent au cœur un surcroît de travail inutile et même dangereux. On pourra s'en rapprocher davantage chez les *scléreux, hypertendus, aortiques, angineux;* on ne doit pourtant pas les priver du lait qui leur convient plus que tout autre aliment.

Les indications sont plus rares dans les *affections digestives* : citons la *constipation* des gros mangeurs, des hémorroïdaires, et l'*hyperchlorhydrie* où il aurait l'avantage d'amener une moindre sécrétion gastrique; les auteurs ne sont d'ailleurs pas d'accord à ce point de vue, et A. Robin notamment est partisan de la viande dans l'hyperchlorhydrie moyenne; il faut y ajouter l'*entéro-colite*, au moins dans les formes graves. On sait que le fameux régime de Combes est un régime végétarien.

« Le végétarisme suppose à priori l'intégrité de l'énergie fonctionnelle. Il ne convient pas aux constutions débilitées par l'atavisme, la maladie, l'âge, etc., aux estomacs délicats. »

Cette phrase du professeur A. Gautier résume parfaitement les contre-indications du végétarisme, elle montre clairement les états où il serait non seulement inutile mais dangereux : *tuberculeux*, qui ont besoin de manger beaucoup sous un petit volume; *dyspeptiques par insuffisance, intestins atones* ou *ptosés*, à qui il faut un régime excitant et peu encombrant; *névropathes hypotendus, anémiés, convalescents*, femmes fatiguées par la *grossesse* ou la *lactation*, tous ceux qui doivent se refaire et se suralimenter, qui manquent de tonus soit digestif, soit général.

Si nous passons du domaine de la pathologie à celui de la physiologie, une question se pose immédiatement: le végétarisme est-il partout et toujours applicable et bienfaisant pour l'homme bien portant? Nous ne le croyons pas. L'homme a toujours été omnivore; ses habitudes les plus anciennes, comme la structure de ses organes, prouvent que le régime mixte est celui qui lui convient le mieux. Le fait est surtout vrai pour l'adolescent: dans sa croissance et dans sa formation il a besoin d'aliments d'origine animale. A l'âge adulte une distinction s'impose ; Sigaud divise très judicieusement l'humanité en « forts » et en « faibles ». Les seconds ne peuvent se passer de l'excitation tonique de la viande; les premiers se trouveront souvent fort bien du végétarisme: il leur sera non seulement possible mais utile.

En résumé si le végétarisme n'est pas applicable à tout le monde, il constitue pour beaucoup un régime excellent. Le végétarisme mitigé nous paraît surtout recommandable comme plus apte à en étendre les applications et les possibilités à un nombre plus considérable, d'individus. Nous n'hésitons pas à nous rallier comme conclusion à cette autre phrase du professeur A. Gautier : « Le régime végétarien mitigé tend à faire de nous des êtres pacifiques et non pas agressifs et violents. Il est pratique et rationnel. Il doit être accepté et prôné par ceux qui poursuivent l'idéal de la formation et de l'éducation de races douces, intelligentes, artistiques, et cependant prolifiques, vigoureuses et actives ».

TABLE DES MATIÈRES

FROMAGES

GRAISSE, BEURRE, HUILE

ŒUFS

LÉGUMES VERTS

FRUITS

CONDIMENTS

TABLE
ALPHABÉTIQUE DES ALIMENTS